Rudolf Meyer

Allgemeine Krankheitslehre kompakt

10., vollständig überarbeitete und erweiterte Auflage

Unter Mitarbeit von
Dr. med. Knut Wenzelides
Dipl. Med. Päd. Gerd Freitag
Dipl. Med. Päd. Lutz Gießler

Verlag Hans Huber

Rudolf Meyer, Prof. Dr. med., Deutsches Herzzentrum, Berlin
Knut Wenzelides, Dr. med., Klinikum Frankfurt/Oder
Gerd Freitag, Studiendirektor, Dipl. Med. Päd., Greifswald
Lutz Gießler, Fachschuldozent, Dipl. Med. Päd., Eisenhüttenstadt

Lektorat: Jürgen Georg, Thomas Moser
Bearbeitung: Michael Herrmann
Herstellung: Peter E. Wüthrich
Titelillustration: pinx. Design-Büro, Wiesbaden
Umschlag: Atelier Mühlberg, Basel
Satz: Kösel, Krugzell
Druck und buchbinderische Verarbeitung: Kösel, Krugzell
Printed in Germany

Bibliographische Information der Deutschen Bibliothek
Die Deutsche Bibliothek verzeichnet diese Publikation in der Deutschen Nationalbibliografie;
detaillierte bibliografische Angaben sind im Internet unter http://www.dnb.de abrufbar.

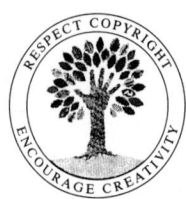
Anregungen und Zuschriften bitte an:
Verlag Hans Huber
Hogrefe AG
Lektorat: Pflege
z. Hd.: Jürgen Georg
Länggass-Strasse 76
CH-3000 Bern 9
Tel: 0041 (0)31 300 4500
Fax: 0041 (0)31 300 4593
juergen.georg@hanshuber.com
www.verlag.hanshuber.com

1.–6. Auflage 1976–1990. «Wissensspeicher – Allgemeine Krankheitslehre kompakt», Verlag Volk und Gesundheit, Berlin. 7.–8. Auflage 1994–1997. «Allgemeine Krankheitslehre kompakt», Ullstein Mosby, Berlin/Wiesbaden

10., vollständig überarbeitete und erweiterte Auflage 2007
© 2000 / 2007 by Verlag Hans Huber, Hogrefe AG, Bern
ISBN-10:   3-456-83561-2
ISBN-13: 978-3-456-83561-7

Inhaltsverzeichnis

3. Örtliche und allgemeine Kreislaufstörungen

4. Störungen der zellulären Atmung

5. Entzündungen und pathogene Immunphänomene – Schutz- und Abwehrreaktion

Vorwort

Nach einer mehrjährigen Pause, bedingt durch Verlagswechsel und die notwendige Analyse der Richtigkeit des bisherigen Konzeptes, legen die Autoren nunmehr die zehnte Auflage des Wissensspeichers «Allgemeine Krankheitslehre kompakt» vor.

Der rasante Fortschritt in der allgemeinen und speziellen Pathologie hat es erforderlich gemacht, die einzelnen Abschnitte auf ihre Gültigkeit für die Ausbildung zu prüfen und auch darüber zu entscheiden, ob mit dem bisherigen Konzept das gesamte Gebiet der allgemeinen Krankheitslehre abgedeckt werden kann.

Wir, die Autoren, haben uns durch zahlreiche Analysen, Befragungen und Interviews ein Bild darüber erarbeitet, welche Zielfunktion mit einem Wissensspeicher «Allgemeine Krankheitslehre kompakt» verbunden wird. Unter Kenntnis dieser Bemühungen, unserer eigenen Erfahrungen und des gegenwärtigen Wissensstandes haben wir uns entschlossen, die jetzt vorliegende Auflage komplett neu zu überarbeiten. Wir haben dabei kritisch jedes Kapitel, jeden Fakt und alle grafischen und tabellarischen Darstellungen auf den Prüfstand gestellt, ob sie den gegenwärtigen Anforderungen genügen würden. Das Ergebnis legen wir in der gegenwärtigen Form vor, wobei der Leser feststellen wird, dass das konzeptionelle Grundgerüst geblieben ist, dass wir – den modernen Entwicklungen der Pathologie folgend – ein Kapitel neu eingefügt haben, das sich Molekularpathologie nennt, um den neuen Möglichkeiten der struktu-

rellen Diagnostik und Bewertung gerecht zu werden. Innerhalb der einzelnen Kapitel wurde Bewährtes belassen, Überflüssiges und Überholtes gestrichen und das Wissen aller Kapitel aktualisiert. Alle grafischen Darstellungen wurden kritisch überprüft und auf eine Gesamtzahl reduziert, die dem Charakter eines Wissensspeichers «Allgemeine Krankheitslehre kompakt» entspricht.

Viele Leser und Nutzer der früheren Ausgaben haben uns über den Verlag ihre Meinung und ihre kritischen Anmerkungen mitgeteilt, die von uns sorgfältig geprüft und bewertet wurden und die wir in all jenen Fällen, wo wir es mit unserem eigenen Anliegen verbinden konnten, auch eingebaut haben. Wir möchten uns ganz herzlich für diese kreative Mitarbeit unserer treuen Leser bedanken.

Ganz herzlichen Dank schulden wir auch dem Verlag Hans Huber und insbesondere dem Lektorat Pflege, das einen entscheidenden Anteil am Zustandekommen dieses Buches hat. In diesem Zusammenhang möchten wir uns auch für die immer wieder geübte Geduld des Leiters des Lektorates, Herrn Jürgen Georg, ganz herzlich bedanken. Wir hoffen, dass auch diese, nunmehr zehnte Auflage eine freundliche Aufnahme bei den Lesern findet und möchten auch weiterhin alle unsere Leser und Nutzer ermutigen, uns ihre Anregungen und Kritiken mitzuteilen.

Berlin, im Mai 2006   Rudolf Meyer

1 Gesundheit und Krankheit

1.1
Einleitende Bemerkungen

Gesundheit und Krankheit sind wesentliche Erscheinungsformen des Lebens. Sie sind das Ergebnis positiver bzw. negativer Auseinandersetzungen mit der Umwelt. Dies gilt für alle Lebewesen. Gesundheit und Krankheit des Menschen werden darüber hinaus durch die gesellschaftliche Daseinsweise des Menschen als arbeitendes, denkendes, sprechendes und bewusst handelndes Lebewesen geprägt.

1.2
Das Wesen von Gesundheit und Krankheit

1.2.1
Gesundheit

D **Gesundheit ist der Zustand des vollständigen körperlichen, geistigen und sozialen Wohlbefindens und nicht nur das Freisein von Krankheit und Gebrechen. (Quelle: Definition der WHO, niedergelegt in der Präambel der WHO-Satzung, Genf, 1944)**

Gesundheit des Menschen ist das Ergebnis der erfolgreichen Auseinandersetzung des Systems «Organismus» mit der biologischen und gesellschaftlichen Umwelt. Das daraus resultierende innere Gleichgewicht äußert

sich in einem «Schweigen» der Organe (**Abb. 1-1**). Dieser dynamische und ständig sich verändernde Zustand wird durch vielfältige biologische und biosoziale Prozesse aufrechterhalten.

Entscheidenden Einfluss auf die Gesundheit haben u.a.:

- kalendarisches Alter
- Effektivität präventiver und kurativer Medizin
- gesellschaftliche Verhältnisse
- biologische und soziale Umwelt.

1.2.2
Krankheit

D **Krankheit ist prozesshaft gestörtes Leben und geht mit strukturellen und funktionellen Atypien einher. Sie stellt ein Missverhältnis zwischen den ständig wechselnden Umweltbedingungen und der Anpassungsfähigkeit des Organismus dar.**

Krankheit des Menschen ist das Ergebnis erfolgloser Auseinandersetzung des Systems «Organismus» mit der Umwelt (**Abb. 1-2**). Das im Zustand der Gesundheit wohl geordnete und aufeinander abgestimmte Struktur- und Funktionsgefüge kann nicht mehr aufrechterhalten werden, weil die Anpassungsfähigkeit des Individuums für eine bestimmte Störgröße nicht mehr ausreicht.

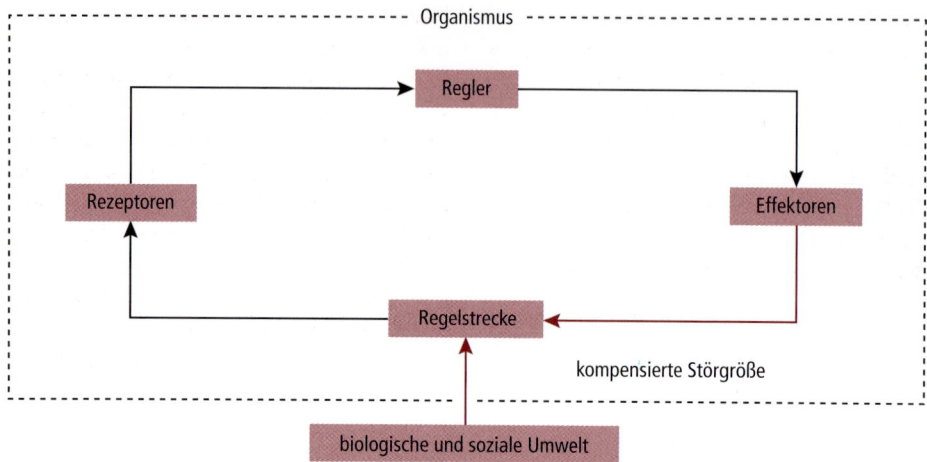

Abbildung 1-1: Der gesunde Organismus als Regelkreis

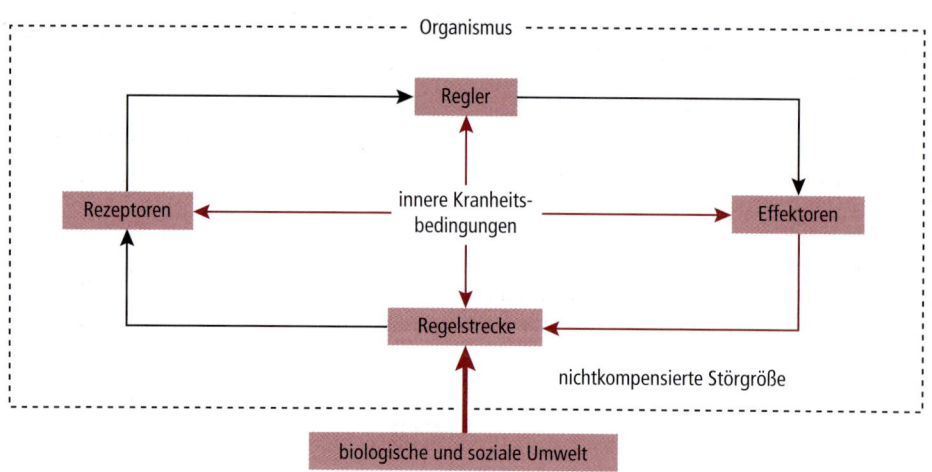

Abbildung 1-2: Der kranke Organismus als Regelkreis

1.2.3
Molekulare Grundlagen von Gesundheit und Krankheit

Mitte des 19. Jahrhunderts stellte Rudolf Virchow (1821–1902) in seinem grundlegenden Werk fest, dass die Zelle der Sitz und damit auch der Entstehungsort von Krankheiten ist. Demzufolge ist auch zu postulieren, dass alle Prozesse, die das Wesen der Gesundheit bedingen, ihren Ursprung in der Zelle haben.

Diese grundlegenden Feststellungen revolutionierten nicht nur die gesamte Krankheitslehre, sondern sind bis in das 21. Jahrhundert die naturwissenschaftliche Basis unseres Verständnisses von Krankheit und Gesundheit.

Die Fortschritte der Zellbiologie und insbesondere der molekularen Medizin zwingen uns, die Richtigkeit der Virchow'schen Auffassung zu überprüfen und gegebenenfalls anzupassen. Auf der Basis unseres gegenwärtigen Wissensstandes bleibt festzustellen, dass die Richtigkeit dieser Aussagen durch den modernen Wissenszuwachs der molekularen Medizin einerseits bestätigt wurde und andererseits durch die Erkenntnisse über die Rolle der Gene in den Zellen präzisiert wurde.

1.3
Krankheitsursachen

Grundsätzlich müssen dabei folgende Begriffe unterschieden werden:

- Ätiologie
- Pathogenese.

> **!** **Ätiologie: Lehre von den Krankheitsursachen (Wodurch entsteht die Krankheit?)**
> **Pathogenese: Lehre von der Entstehungsweise der Krankheiten (Wie entsteht die Krankheit?)**

Krankheiten haben verschiedene Ursachen und unterschiedliche Entstehungsweisen. Neben Erkrankungen, die durch eine Ursache bedingt werden, kennen wir auch Krankheiten, die durch Einwirkung mehrerer Ursachen entstehen (Polyätiologie). Die Pathogenese einer Krankheit setzt sich aus mehreren,

kausal miteinander verknüpften Einzelschritten zusammen.

Aus der Kombination von Umwelteinflüssen und Anpassungsfähigkeit des Organismus kann sowohl Gesundheit als auch Krankheit entstehen (**Abb. 1-3**) (**Tab. 1-1**). Dabei werden äußere Krankheitsursachen (Umwelt) von inneren Krankheitsbedingungen (Anpassungsfähigkeit) unterschieden.

Neben diesen klassischen ätiologischen Fakten, die zu einer Krankheit führen können, muss man heute Ursachen benennen, die im Ergebnis der Entwicklung der menschlichen Gesellschaft durchaus Krankheiten hervorrufen können.

Tabelle 1-1: Wechselspiel zwischen Umwelt und Anpassungsfähigkeit

Umwelt-einflüsse	Anpassungs-fähigkeit	Ergebnis
∅	∅	Gesundheit
↑	↓	Krankheit
↑	∅	Krankheit
∅	↓	Krankheit
↑	↑	Gesundheit (Adaptation)
∅	↑	Gesundheit

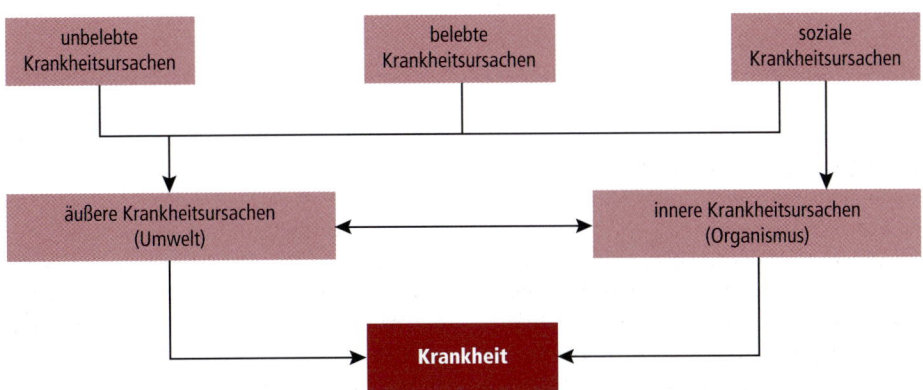

Abbildung 1-3: Ursachen und Bedingungen der Entstehung von Krankheiten

Krankheiten/Krankheitsursachen der «besonderen Art»

In den folgenden Ausführungen werden abweichend von der bisherigen Systematik jene Krankheitsursachen und Krankheiten benannt bzw. spekulativ die Möglichkeiten ihrer Entstehung erörtert, die im Wesentlichen als Folge gesellschaftlicher Entwicklungen entstehen bzw. entstehen können.

Außerdem werden Krankheiten dargestellt, die aus verschiedenen Gründen als Folge des medizinischen Fortschritts entstehen bzw. entstanden sind.

Krankheiten durch Vernachlässigung hygienischer Grundregeln

Unkenntnis der hygienischen Grundregeln bzw. der Regeln der Desinfektion und die Vernachlässigung von Grundregeln führt zu krankenhausbedingten Infektionen. Die Deutsche Gesellschaft für Krankenhaushygiene geht davon aus, dass es in Deutschland jährlich zu mehr als 500 000 derartiger Hospitalinfektionen kommt.

Therapiebedingte Erkrankungen

Die Transplantation unterschiedlicher Organe, die in Endstadien von Erkrankungen die einzige Möglichkeit darstellt, das Leben des Patienten zu erhalten, kann infolge der dadurch erforderlichen lebenslangen Dauermedikationen zu neuen Erkrankungen führen.

So nehmen z. B. herztransplantierte Patienten Ciclosporin ein, von dem eine nephrotoxische Wirkung bekannt ist, sodass bei genügend langer Einnahme eine Einschränkung der Nierenfunktion mit allen dadurch bedingten weiteren therapeutischen Konsequenzen entstehen kann.

Andererseits ist trotz der versuchten Optimierung dieser Dauertherapie eine ständige Wirkung des Transplantates als immunologisches Fremdgewebe nicht zu vermeiden, sodass im Ergebnis dieser Auseinandersetzung zwischen Transplantat und Organismus

andere Erkrankungen entstehen. Aus der Transplantation des Herzens ist bekannt, dass auf diese Art und Weise eine Erkrankung der Koronararterien entsteht, die man als Transplantatvaskulopathie bezeichnet. Sie verursacht die gleichen Folgen einer Ischämie, wie sie von der koronaren Herzkrankheit bekannt sind.

Die ständige Immunsuppression erhöht außerdem das Krebsrisiko von Patienten mit einem Transplantat.

Krankheiten durch Missbrauch

Terroristengruppen ist es heute möglich, durch biologische Waffen in dieser offenen Gesellschaft viele Tausende von Menschen durch die Verbreitung von Erregern wie *Yersinia pestis* und damit der Pest in Gefahr zu bringen. Hinzu kommen Krankheiten, die durch Missbrauch von Antibiotika, Drogen und Alkohol entstehen können.

Krankheiten, die im Rahmen der Freizügigkeit entstehen können

Durch die zahlreichen Möglichkeiten des Reiseverkehrs können heute Erreger aus gefährdeten Gebieten sehr schnell weltweit verbreitet werden. Andererseits sind auch Touristen mit Defiziten des Impfschutzes gefährdet. Auch grenzüberschreitende Tier- und Lebensmitteltransporte können bei Nichteinhaltung entsprechender Vorschriften Krankheiten verbreiten.

1.3.1
Unbelebte äußere Krankheitsursachen

Nahrungsbedingte äußere Krankheitsursachen

Die Nahrung des Menschen sollte den körperlichen und geistigen Anforderungen angepasst sein. Langdauernde Störungen der Ernährung werden vom Organismus nicht toleriert und führen zu Krankheiten **(Tab. 1-2)**.

Tabelle 1-2: Nahrungsbedingte Krankheitsursachen und ihre Folgen

Nährstoffe	Überangebot	Mangel
Kohlenhydrate		
	Förderung der Adipositas	keine Folgen bei ausreichender Eiweiß- und Fettversorgung
Fette (Lipide)		
	Adipositas, Begünstigung der Arteriosklerose	keine Folgen bei ausreichender Aufnahme von Kohlenhydraten
Eiweiße (Proteine, Proteide)		
	–	Wachstumsstörungen bei Kindern, Hungerödem durch Sinken des kolloidosmotischen Drucks, Störung der Antikörperbildung, Gerinnungsstörungen
Vitamine		
Vitamin B_1 (Thiamin)	–	Störungen im Kohlenhydrat- und Energiestoffwechsel, herabgesetzte Empfindlichkeit bestimmter Bereiche des Nervensystems
Vitamin B_2 (Riboflavin), Niacin	–	Rhagadenbildung, Störungen im Kohlenhydrat- und Fettstoffwechsel, Pellagra mit Reduzierung der Abwehrbereitschaft
Vitamin B_{12} (Cobalamin)	–	perniziöse Anämie
Vitamin C	–	Skorbut, Möller-Barlow-Krankheit bei Kleinkindern
Vitamin A	–	Nachtblindheit, Fehlbildungen, Hautveränderungen
Vitamin D	–	Erwachsene: Osteomalazie; Kinder: Rachitis
Vitamin K	–	Gerinnungsstörungen und Blutungsneigungen; **Beachte:** Antibiotika zerstören Kolibakterien, die Vitamin K bilden!
Elektrolyte		
Natrium	Wasserretention	Dehydratation des Extrazellulärraumes
Kalium	Muskellähmung, Gefahr eines Herzstillstandes etc.	paroxysmale Lähmung, Gefahr eines Herzstillstandes, Lethargie etc.
Kalzium	–	Störungen der Nerven- und Muskelfunktionen, Tetanie, Gerinnungsstörungen
Eisen	Hämosiderose (z. B. infolge häufiger Bluttransfusionen)	Eisenmangelanämie, Störungen der Hämoglobinbildung und der Erythropoese
Phosphor	–	Störungen am Skelett und beim Zahnaufbau
Jod	–	Struma, Kretinismus, Myxödem

Tabelle 1-2: Nahrungsbedingte Krankheitsursachen und ihre Folgen *(Fortsetzung)*

Nährstoffe	Überangebot	Mangel
Wasser		
	Kreislaufstörungen	Kreislauf- und Elektrolytstörungen
Genussmittel (Abusus/Missbrauch)		
Alkohol	Kreislaufstörungen, Leberzirrhose, Delirium tremens, Polyneuritis, erhöhter Vitaminbedarf, psychische Störungen, Erkrankungen der Verdauungsorgane	∅
Kaffee/Tee	paradoxe Reaktionen des Zentralnervensystems, Kreislaufstörungen	∅
Tabak	kanzerogene Wirkung, Auslösung von Gefäßspasmen, chronische Entzündung der Atemwege	∅

Länger anhaltende Unterernährung und völliger Nahrungsentzug führen zum:

- Abbau der Glykogenreserven
- Abbau des Depot- und Baufettes (→ Abmagerung)
- Abbau des Eiweißes:
  - Organabbau:
    - Skelettmuskulatur
    - Leber (bis 30 %)
    - Herz (bis 25 %)
    - Niere, Gehirn (bis 10 %)
  - Mangel an Bluteiweißkörpern:
    - Störung des Wasserhaushaltes (Hungerödem).

Der Tod tritt durch Auszehrung (Inanition) ein. Sie ist durch Verlust von Körpermasse, völlige Entkräftung und Erschöpfung gekennzeichnet.

Eine länger andauernde Überernährung (Luxuskonsumtion) führt zur:

- Adipositas («Mastfettsucht») und deren Folgekrankheiten
- Förderung der Arteriosklerose
- Störung des innersekretorischen Systems (z. B. Diabetes mellitus).

Die Behandlung der Adipositas und ihrer Folgekrankheiten (Diabetes mellitus/Herz-Kreislauf-Krankheiten) stellt eine erhebliche volkswirtschaftliche Belastung dar.

! **Gesundheitserziehung und Aufklärung können helfen, ernährungsbedingte Krankheiten zu vermeiden!**

Physikalische Krankheitsursachen und ihre Folgen (Tab. 1-3)

Tabelle 1-3: Physikalische Krankheitsursachen und ihre Folgen

Ursachen	Folgen
Mechanische Ursachen:	
■ scharfe, stumpfe, gemischte Traumen ■ erhöhter Druck ■ Schall	Gewebedefekte durch Zug und Druck: Wunden, Frakturen, Luxationen, Rupturen, Blutungen, Erschütterungen, Schädigung des Nervensystems, traumatischer Schock
Thermische Ursachen:	
■ erhöhte Wärmeeinwirkung	**örtlich:** Verbrennungen 1. Grades: Gefäßerweiterung → Rötung 2. Grades: Gefäßwandschädigung → Blasenbildung, Ödem 3. Grades: Nekrose 4. Grades: Verkohlung. **Beachte:** Die Oberflächausdehnung ist wichtiger als der Grad der Verbrennung!
■ Kälteeinwirkung	**örtlich:** Erfrierungen 1. Grades: Gefäßerweiterung → blaurote Verfärbung 2. Grades: Gefäßwandschädigung → Blasenbildung, Ödem 3. Grades: irreversible Gefäßlähmung → Nekrose 4. Grades: völlige Gewebsvereisung → Nekrose Spätfolgen: Durchblutungsstörungen, Endangitis → Nekrose **allgemein:** Intoxikation durch Zerfallsprodukte Schock, Infektion → Sepsis **Beachte:** Der kritische Temperaturbereich liegt bei 20 – 26 °C.
Elektrischer Strom:	
■ Stromstärkenbereich von 0,025 – 0,080 A, 100 – 500 V	örtlich geringe Wirkung, Blutdrucksteigerung, Muskelkrampf, Herzkammerflimmern, Lähmung des Atemzentrums
■ Hochspannung	örtlich Strommarken, tetanische Muskelkontraktion, Tod durch Herzstillstand
Strahlen:	
■ sichtbares Licht in zu hoher Intensität ■ Ultraviolettstrahlung ■ Infrarotstrahlung (Wärmestrahlung)	Verbrennungen der Haut, Schock
■ ionisierende Strahlen (Röntgen-, Alpha-, Beta-, Gamma- und Protonenstrahlen), Neutronen	Degeneration und Nekrosen, Karzinom, genetische Krankheiten, Strahlenkrankheiten

Chemisch-toxische Krankheitsursachen und ihre Folgen

Gifte **(Tab. 1-4)** führen zu allgemeiner Leistungsminderung infolge einer Beeinträchtigung der Zell- und Gewebefunktion durch:

- Zerstörung bestimmter Zellbestandteile
- Denaturierung von Eiweißen
- Inaktivierung von Enzymen
- übermäßige Wasseraufnahme oder Wasserentzug.

Die Wirkung ist abhängig von der:

- Dosierung der Gifte (leichte, schwere, tödliche Vergiftungen)
- Dauer der Einwirkung (akute, chronische Vergiftungen)
- Disposition des Menschen (Alter, Gewöhnung)
- Art des Giftes – Organotropie der Gifte.

1.3.2
Belebte Krankheitsursachen und deren Folgen

Man unterscheidet Makro- und Mikroparasiten **(Tab. 1-5)**.

Tabelle 1-5: Übersicht der belebten Krankheitserreger

Makroparasiten (tierische Parasiten, Vielzeller)	Mikroparasiten (pathogene Mikroben)
■ Würmer: Bandwürmer, Spulwürmer, Trichinen ■ Milben: Haarmilben, Hautmilben (→ Krätze)	■ Viren → Hepatitis, Röteln, Grippe, AIDS ■ Bakterien → Angina, Abszess, Ruhr, Salmonellose ■ Pilze → Haut-, Schleimhaut-, Organmykosen ■ Protozoen → Toxoplasmose, Malaria

Tabelle 1-4: Chemisch-toxische Krankheitsursachen

Ursachen	Folgen
Exogene Gifte:	
■ örtlich wirkende Gifte wie Säuren und Laugen	■ Nekrosen

■ allgemein wirkende Gifte:
  ■ CO (Kohlenmonoxid)
  ■ Pb (Blei)
	■ Vergiftung durch:
	  ■ Bildung von Kohlenoxidhämoglobin
	  ■ toxische Anämie

■ anorganische Gifte wie Sublimat	■ Nekrosen, lokale Verätzungen

■ organische Gifte:
  ■ CCl4 (Tetrachlorkohlenstoff)
  ■ Schlangengifte
  ■ Amanitin (Gift des Knollenblätterpilzes)
	■ Nekrosen
	■ Nervenlähmung, Herz-Kreislauf-Störungen, tödlich verlaufende Krämpfe

■ synthetische Gifte wie Herbizide ■ Arzneimittelabusus	■ Vergiftungen (Fehlbildung, Karzinome)
Endogene Gifte:	
■ Ketone, Harnstoff	■ Stoffwechselstörungen

Makroparasiten

Pathogene Wirkung der Makroparasiten:

- mechanische Schädigung durch Verlegung von Lichtungen und Blutgefäßen
- Störung der Nahrungsaufnahme (Resorption) im Darm
- Entzug bzw. Zerstörung von Blutbestandteilen und Lymphe (→ Anämie).
- toxische Schädigung → Entzündungen → Gewebszerstörung.

Mikroparasiten

D Virulenz ist die Gesamtheit aller pathogenen Eigenschaften der Mikroparasiten im Organismus.

Die Virulenz besteht aus:

- Infektiosität
- Toxizität
- Vitalität.

D Infektiosität ist die Fähigkeit von Mikroparasiten, in den Organismus einzudringen und sich trotz der natürlichen Abwehrkräfte in ihm zu vermehren.

D Toxizität ist die Giftigkeit der Mikroparasiten.

Man unterscheidet:

- *Ektotoxine:* werden von lebenden Keimen, wie z. B. *Clostridium tetani*, abgegeben
- *Endotoxine:* werden beim Zerfall von Krankheitserregern, wie z. B. Salmonellen oder Shigellen, freigesetzt.

Toxine sind artspezifisch und rufen als Antigene eine Antikörperbildung hervor. Daneben wirken zahlreiche Bakterientoxine als Enzyme und Pyrogene.

D Vitalität bezeichnet die Lebensfähigkeit der Mikroparasiten.

1.3.3
Soziale Krankheitsursachen

Extreme psychische und physische Belastungen bzw. Überforderungen des Menschen können die Entstehung einer Krankheit (innere Krankheitsbedingungen) begünstigen und im Einzelfall ihre Entstehung verursachen. Zu diesen Krankheit auslösenden Faktoren zählen:

- inadäquater Arbeitseinsatz (Einsatz unter zu hohen, aber auch unter zu niedrigen Anforderungen)
- geistige und körperliche Behinderung
- Arbeitslosigkeit
- extreme Lebenssituation
- akute oder längere Überlastung
- abruptes Ändern des umgebenden Milieus bzw. gewohnter Verhaltensweisen
- schlechte Wohnverhältnisse einschließlich Obdachlosenasyle
- soziale und psychische Isolierung von Menschen
- ständig wachsende Menge verschiedenartiger Informationen
- mangelnder Ausgleich der Arbeitsbelastung
- Mobbing.

1.3.4
Innere Krankheitsbedingungen

D Innere Krankheitsbedingungen sind jene Veränderungen im inneren Gleichgewicht des Organismus, welche die notwendige Voraussetzung für das Wirksamwerden von Krankheitsursachen sind.

Gegenwärtig steht eine exakte naturwissenschaftliche Klärung der zur Krankheit führenden individuellen Reaktionsweise des gesunden Lebewesens auf Umwelteinflüsse noch aus. Zur näheren Erläuterung dieser inneren Krankheitsbedingungen dienen die Begriffe «Disposition», «Konstitution» und «Adaptation».

D **Disposition** (Krankheitsaufnahmebereitschaft) beinhaltet alle **inneren Faktoren,** die Voraussetzung für das Wirksamwerden äußerer Krankheitsursachen sind.

Der Organismus ist nicht in der Lage, sein inneres Gleichgewicht stabil zu halten. Die Anpassungsfähigkeit gegenüber veränderten Bedingungen ist eingeschränkt. Es werden folgende Arten der Disposition unterschieden:

- allgemeine Disposition
  - zeitliche Disposition
  - physiologische Disposition
  - pathologische Disposition
- Organdisposition
  - physiologische Disposition
  - pathologische Disposition.

D **Konstitution** ist die Gesamtheit der körperlichen Eigenschaften, die das besondere Verhalten gegenüber äußeren Einflüssen bestimmt.

Grundlage der Konstitution (Phänotypus) sind zum einen die ererbte Anlage (Genotypus) und zum anderen durch nachhaltige Umwelteinflüsse geprägte Funktions- und Strukturmerkmale (Paratypus): Phänotypus = Genotypus + Paratypus.

! **Jeder Mensch hat seine ihm eigene Konstitution!**

D **Adaptation** ist die Eigenschaft des Organismus, seine Stabilität gegenüber Veränderungen der Umwelt des Menschen durch strukturelle Anpassungsvorgänge zu bewahren.

Adaptation ist ein biologisches Grundphänomen jedes lebenden Organismus. Sie ist das Ergebnis der Anpassung an eine veränderte Bedingung.

Eingeschränkte Adaptation ist eine Form der Disposition.

Eine andere dieser Dispositionen, gekennzeichnet durch Einschränkung der Regelgüte, ist die Kompensation, bei der andere Regelkreise oder Regelsysteme eine Störgröße kompensieren.

D **Kompensation** ist der Ausgleich einer Störgröße mit Hilfe anderer Regelsysteme. Unter Einschränkung der Regelbreite wird die Stabilität des betroffenen Systems erhalten.

Psychosomatik und Krankheitsentstehung

Die psychosomatische Medizin ist eine Form der Krankheitslehre, die psychischen Prozessen bei der Entstehung organischer Krankheiten und körperlicher Leiden wesentliche Bedeutung beimisst. Sie untersucht und bewertet Mitbedingungen für den Ausbruch und den Verlauf organischer Erkrankungen, die in der Persönlichkeit des Menschen begründet sein können.

Die psychosomatische Medizin berücksichtigt demzufolge bei der Entstehung psychosomatischer Erkrankungen folgende Grundlagen:

1. genetische und/oder erworbene Organdisposition
2. individuelle psychische Verarbeitungsmechanismen.

Unbestritten bleibt, dass psychosomatische Störungen die Entstehung und den Verlauf organischer Erkrankungen prägen können. Das Problem besteht gegenwärtig darin, dass sich diese psychischen Störungen weder erfassen noch objektivieren lassen und aus diesem Grunde in das gegenwärtige System der nosologischen Krankheitsbetrachtung nur schwer zu integrieren sind.

1.4
Krankheitszeichen – Symptome

> **!** Die Erkennung und Benennung einer Krankheit wird als Diagnose bezeichnet!

Die Übergänge zwischen Gesundheit und Krankheit sind fließend. Die Abgrenzung krankhafter Zustände erfolgt deshalb durch **Normwerte**. Es handelt sich dabei um zumeist empirisch ermittelte Durchschnittswerte.

Abweichungen von dieser Norm dienen der Krankheitserkennung und werden als **Heterologien** bezeichnet. Die Abweichung kann das Ausmaß (Heterometrie), die Zeit (Heterochronie) und den Ort (Heterotopie) betreffen.

Wiederkehrende Muster von Krankheitszeichen bzw. **Symptome** ermöglichen die Unterscheidung bestimmter Krankheiten. Symptome werden durch klinische Untersuchungen festgestellt (Erhebung des Status praesens und der Anamnese) und durch paraklinische, meist labortechnische Verfahren (z. B. Röntgen, Blutbild, EKG), objektiviert. Es gibt aber auch Krankheitsbilder, die sich in Form zahlreicher Symptome, d.h. als Symptomenkomplex oder **Syndrom**, äußern.

Symptome sind Krankheitszeichen. Man unterscheidet:

- *subjektive Symptome:* werden vom Patient angegeben, sind jedoch durch Untersuchungsmethoden nicht immer nachweisbar
- *objektive Symptome:* werden durch Untersuchungsmethoden (qualitativ und quantitativ) festgestellt, sind jedoch vom Patient nicht immer wahrnehmbar

Außerdem unterscheidet man:

- allgemeine Symptome, unspezifische Zeichen einer Krankheit, die im Prodromalstadium auftreten.

- Kardinalsymptome, typische Zeichen einer bestimmten Krankheit, z.B. bei Diabetes mellitus:
  - Hyperglykämie
  - Hyperketonämie
  - Glukosurie.

Allgemeine Symptome sind für die Früherkennung und frühzeitige Behandlung einer Krankheit von großer Bedeutung. Im Folgenden werden häufig auftretende allgemeine Symptome beschrieben.

Schmerz (**Dolor**)

> **D** Der Schmerz ist ein unangenehmes Sinnes- und Gefühlserlebnis, das mit einer aktuellen und potenziellen Gewebsschädigung verknüpft ist oder mit den Begriffen einer solchen Schädigung beschrieben wird.

Der Schmerz ist ein Signal, das den Körper vor einer Gefahr in einem bestimmten Bereich warnt. Er kann durch physikalische, chemische und thermische Reize ausgelöst werden. Schmerz erregende Stoffe können auch im Organismus entstehen, z.B. Histamin, Serotonin, Bradykinin und Kallidin.

Schmerzempfindungen werden von den Schmerzrezeptoren über spezielle afferente «Schmerzbahnen» zum Hirnstamm und zum Thalamus-Kortex-System geleitet. Hier erfolgen die zentrale Verarbeitung und Projektion.

Zu unterscheiden sind:

- *Oberflächenschmerz (Hautschmerz):* gut zu lokalisieren, stechend, brennend
- *Tiefenschmerz (tiefer Hautschmerz, Organschmerz):* schlecht oder gar nicht lokalisierbar, dumpf, bohrend, quälend.

> **!** Die Stärke des Schmerzes ist kein Gradmesser für Umfang oder Schwere der Gewebe- oder Organ-

schädigung. Der Schmerz kann bei bestimmten Krankheiten, wie z. B. Leukämie oder malignen Geschwülsten im Anfangsstadium, ganz fehlen.

Fieber (Febris, Pyrexia)

D Fieber ist eine erhöhte Körpertemperatur infolge einer Sollwertverstellung der Temperaturregulation.

Fieber ist das Ergebnis der Wirkung exogener und endogener Pyrogene. Es entsteht infolge einer Sollwerterhöhung im Thermozentrum des Hypothalamus (Abb. 1-4).

D Pyrogene sind Polypeptide, die – in kleinsten Mengen von außen zugeführt (Bakterien) oder/und endogen entstanden – eine erhöhte Körpertemperatur auslösen.

Ursache dieser Veränderung sind Pyrogene, d. h. Fieber erzeugende Stoffe:

- exogene Pyrogene
  - Bakterien
  - Viren
  - Erregersubstanzen
  - bakterielle Endotoxine
  - Antigene
- endogene Pyrogene
  - Interleukin
  - Interferon
  - Cachektin
  - Lymphotoxin
  - Prostaglandin.

Auch psychische Einflüsse können über die Großhirnrinde (Kortex) Fieber hervorrufen, z. B. «Lampenfieber» oder «Prüfungsfieber».

Die *Wärmebildung* beim Fieberanstieg erfolgt durch:

- Verringerung der Hautdurchblutung durch Verengung peripherer Blutgefäße
- Aufrichten der Körperhaare («Gänsehaut»)

- Muskelarbeit durch Kältezittern
- Erhöhung des Grundumsatzes.

Die *Wärmeabgabe* bei Fieberabfall (Entfieberung) erfolgt durch:

- Erhöhung der Hautdurchblutung durch Weitstellung der peripheren Blutgefäße der Haut
- Schweißsekretion
- Verdunstung von Flüssigkeit auf der Haut
- Steigerung der Atmung.

Der *Fieberabfall* kann unterschiedlich schnell erfolgen:

- innerhalb einiger Tage (Lysis)
- in wenigen Stunden (Krisis).

! Durch die schnelle Erweiterung der peripheren Blutgefäße kann es zum Kollaps kommen!

Einteilung des Fiebers nach Verlaufsformen:

- kontinuierliches Fieber (Febris continua) bei Tagesdifferenzen bis 1 °C
- remittierendes (zeitweilig zurückgehendes) Fieber (Febris remittens) bei Tagesdifferenzen bis 1,5 °C
- intermittierendes (mit freien Intervallen verlaufendes) Fieber (Febris intermittens) mit Tagesdifferenzen von mehr als 1,5 °C.

Der *Einfluss der thermischen Umwelt* auf die Körpertemperatur kann für fiebersenkende Maßnahmen genutzt werden, z. B. durch:

- kühle, feuchte Wickel
- kalte Güsse
- Kühlen der Raumluft.

Der Anstieg der Körpertemperatur erfolgt in Stufen:

- Fieberanstieg – Beginn der Wirkung des Pyrogens
- Fiebergipfel – volle Wirkung des Pyrogens
- Fieberabfall – Abbau des Pyrogens.

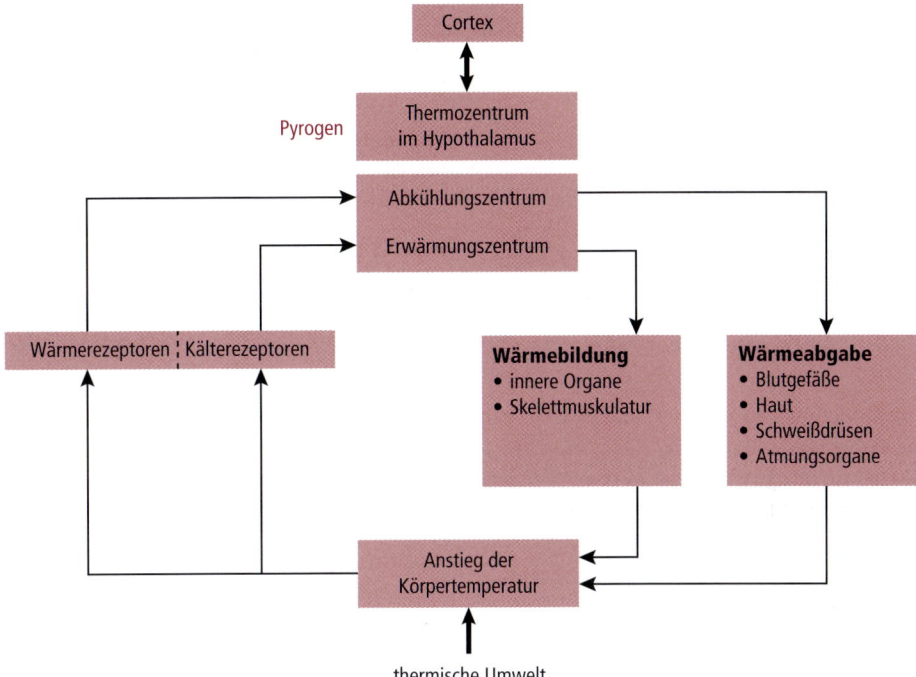

Abbildung 1-4: Entstehung des Fiebers

Nach der Höhe der *Rektaltemperatur* werden unterschieden:

- subfebrile Temperatur: 37,1 – 37,9 °C
- leichtes Fieber: 38,0 – 38,4 °C
- mäßiges Fieber: 38,5 – 39,5 °C
- hohes Fieber: 39,6 – 41,5 °C
- hyperpyretisches Fieber: 41,6 °C und mehr.

Tagesrhythmische Schwankungen der Körpertemperatur bleiben beim Fieber erhalten. Eine Reihe von Krankheiten zeichnet sich durch besondere Fiebertypen aus, die für die Differenzialdiagnose von Bedeutung sein können.

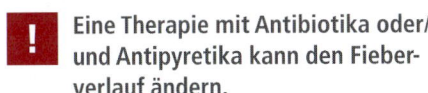 **Eine Therapie mit Antibiotika oder/ und Antipyretika kann den Fieberverlauf ändern.**

Fieber kann eine unterschiedliche Bedeutung haben:

- positiv:
  - erhöhte Abwehrbereitschaft (Resistenz)
  - erhöhte Blut- und Lymphzirkulation
- negativ:
  - Appetitlosigkeit (Inappetenz)
  - Kollapsneigung
  - Leistungsschwäche.

Leistungsschwäche
Zu unterscheiden sind:

- langsamer Leistungsabfall
- plötzlicher Leistungsabfall – Leistungsknick.

Grundlagen können Krankheiten, aber auch psychische Störungen und Genussmittelmissbrauch sein.

Gewichtsveränderungen
Gewichtsveränderungen werden durch den BMI (Body-Mass-Index) ausgedrückt.

$$\text{Body-Mass-Index (BMI)} = \frac{\text{Körpermasse [kg]}}{\text{Körperlänge [m}^2\text{]}}$$

Der errechnete Index bedeutet:

- < 20: Untergewicht
- 20 – 24,9: Normgewicht
- 25 – 29,9: Übergewicht
- 30 – 39,9: Adipositas (starkes Übergewicht)
- 40 und mehr: morbide Adipositas (extremes Übergewicht).

Für Kinder und Jugendliche gelten auf Grund des Wachstums und der Reife besondere Werte, die in den Perzentilkurven abgelesen werden können.

Durchschnittliches Gewicht im 1. Lebensjahr:

- Geburtsgewicht: 3480 g (m.) bzw. 3300 g (w.)
- vom 4. bis zum 5. Lebensmonat = doppeltes Gewicht
- Ende des 1. Lebensjahres = dreifaches Gewicht.

Zunahme bei:

- Adipositas
- Flüssigkeitsretention, Ödemen
- endokrinen Erkrankungen
- gesteigertem Appetit bei psychischen Erkrankungen (Esssucht).

Abnahme bei:

- Geschwülsten
- Alkoholismus
- chronischen Infektionen
- Ernährungs- und Resorptionsstörungen.

Schlafstörungen
Zu unterscheiden sind:

- Einschlafstörungen
- Durchschlafstörungen.

Die Ursachen können in bestimmten Krankheiten, Schmerzzuständen, Genussmitteln oder in der Umwelt liegen.

Schwindel
Schwindel ist das Gefühl einer Gleichgewichtsstörung:

- bei Kreislaufstörungen, etwa infolge von Hypotonie, Anämie und/oder Hypoxämie
- bei psychogenen Störungen
- bei vestibulären Störungen, etwa infolge von Entzündung oder Fraktur.

1.5
Krankheitsverlauf

Entwicklung und Verlauf der Krankheit sind durch ineinander übergehende Stadien gekennzeichnet:

- *Latenzstadium:* Die Auseinandersetzung des Organismus mit der Krankheitsursache entscheidet darüber, ob eine Krankheit entsteht oder die Gesundheit erhalten bleibt. Beim Entstehen der Krankheit erfolgt ein Qualitätsumschlag.
- *Prodromalstadium (Vorläuferstadium):* der Krankheit unmittelbar vorausgehendes Stadium. Es ist durch allgemeine und unspezifische Symptome, z.B. Kopfschmerzen, Appetitlosigkeit und Abgeschlagenheit, gekennzeichnet. Daneben beginnen die für eine bestimmte Krankheit typischen Symptome sichtbar zu werden.
- *Manifestationsstadium* (Hauptstadium): Der Beginn dieser Phase verläuft meist akut. Die für das Krankheitsbild typischen funktionellen und morphologischen Veränderungen treten auf.
- *Rekonvaleszenzstadium* (Genesungsstadium): In diesem Stadium erfolgt der qualitative Umschlag zur Gesundheit. Die funktionellen und morphologischen Erscheinungen der Krankheit bilden sich zurück. Der Organismus ist aber noch anfällig gegenüber Einwirkungen von Krankheitsursachen.

Diese Krankheitsstadien sind in ihrem Erscheinungsbild variabel, das heißt, sie sind in Stärke und Zeitdauer sehr verschieden.

Der Verlauf einer Krankheit kann durch Komplikationen gestört werden.

Die **Komplikation** ist ein Ereignis, das eine Krankheit ungünstig beeinflusst.

Verursacht wird sie durch zusätzliche äußere Einwirkungen oder verschlechterte innere Bedingungen. Sie kann in unmittelbarem oder mittelbarem Zusammenhang mit der Krankheit stehen.

! Beim Menschen wird der Krankheitsverlauf entscheidend von seinem Bewusstsein (Krankheitserleben und Krankheitseinsicht) mitbestimmt.

Diese Tatsache schließt ein, dass jeder Bürger eine entscheidende persönliche Verantwortung für den Erhalt und die Stabilisierung sowie die schnelle Wiederherstellung seiner Gesundheit hat.

1.6
Ausgang und Folgen einer Krankheit (Abb. 1-5)

Lernkontrolle

Worin bestehen das Gemeinsame und die Unterschiede zwischen Gesundheit und Krankheit?

Welcher Unterschied besteht zwischen der Ätiologie und der Pathogenese einer Krankheit?

Welche subjektiven und objektiven Krankheitssymptome können Sie am Patienten beobachten?

Erläutern Sie den Zusammenhang zwischen dem Rekonvaleszenzstadium einer Krankheit und der Disposition einer Krankheit.

Wodurch unterscheiden sich Konstitution und Disposition?

Was kann aus einer Krankheit werden?

Was ist der Unterschied zwischen Symptom und Syndrom?

Unter welcher Voraussetzung kann eine Krankheit entstehen?

Erklären Sie an einem Beispiel, welche Rolle soziale Faktoren bei der Krankheitsentstehung spielen.

Zeigen Sie Ernährungsgewohnheiten auf, die bei der Entstehung von Krankheiten wesentlich sein können.

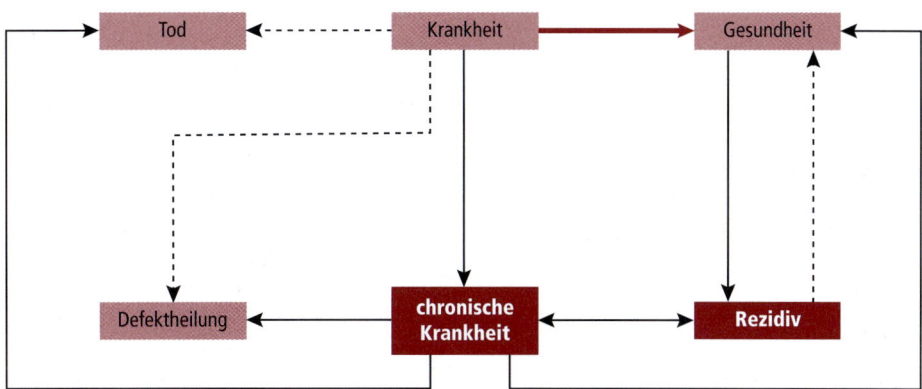

Abbildung 1-5: Verlauf, Folgen und Möglichkeiten des Ausgangs einer Krankheit

2 Pathologie der Zelle

2.1
Einleitende Bemerkungen

Die Zelle ist die kleinste organisierte Einheit des lebenden Organismus. Schon Rudolf Virchow (1821–1902) hat in seiner Zellulartheorie erkannt, dass in der Zelle entscheidende Vorgänge bei der Entstehung einer Krankheit stattfinden.

Wesentliche Kenntnisse über Bestandteile der Zelle und ihrer Funktionen wurden durch den Einsatz morphologischer Methoden (Elektronenmikroskopie, Immunfluoreszenzmikroskopie u. a.) erbracht.
Die Zelle ist ein biokybernetisches System; sie ist in der Lage, äußere Störungen auszugleichen, um dadurch das System in gewissen Grenzen stabil zu halten. Das bedeutet, dass ihre Regelgröße variabel ist und sich veränderten äußeren Einflüssen der «Störgröße» anpassen kann. Diesen Vorgang bezeichnet man als Adaptation. Wird eine Störgröße durch Einwirkung anderer Regelsysteme ausgeglichen, liegt eine Kompensation vor, wobei die betroffene Regelgröße zumeist eingeschränkt ist.
Zu den Elementen dieses Systems gehören:

- Zellkern (Nucleus) mit Karyoplasma, Nucleolus und Kernmembran
- endoplasmatisches Retikulum in granulärer und agranulärer Form sowie die Polysomen
- Golgi-Komplex
- Mitochondrien
- Lysosomen
- Microbodys
- Grundplasma (Hyaloplasma)
- Plasmamembran (Zellmembran).

Trotz umfangreichen Wissens über Details sind die Beziehungen der Strukturelemente der Zelle untereinander und insbesondere ihre Bewertung noch Gegenstand intensiver Forschung. Bei den pathologischen Veränderungen der Zelle werden deshalb nur solche besprochen, die das Gesamtsystem «Zelle» betreffen.
Selbstverständlich können alle Zellelemente spezielle pathologische Veränderungen aufweisen, die ohne Folgen für das Gesamtsystem bleiben oder aber zu seinem Zusammenbruch führen können.

2.2
Störungen der Zellteilung

Die Störungen der Zellteilung betreffen nur diejenigen Zellen, die nach abgeschlossener Entwicklung noch die Fähigkeit zur Teilung besitzen. Es handelt sich dabei um Zellen mit intermitotischem und reversiblem postmitotischem Wachstum (Abb. 2-1).

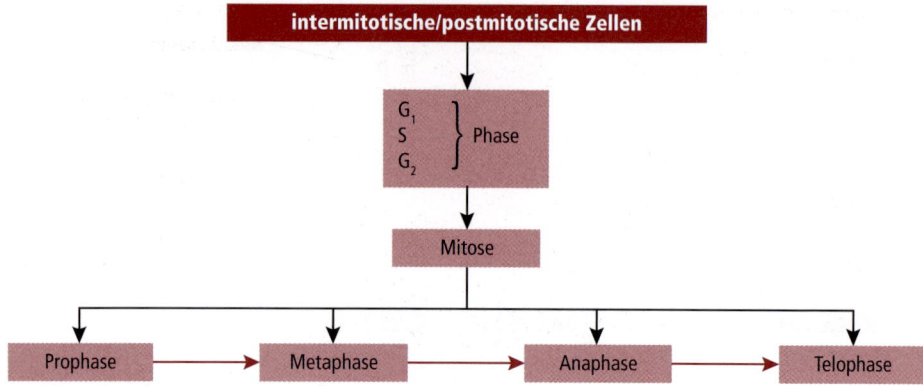

Abbildung 2-1: Ablauf der Mitose

Störungen während der Mitose

Während der Mitose können folgende Störungen auftreten:

- Eine Dreiteilung des Zentrosoms zu Beginn der Prophase führt zur Ausbildung von drei Spindeln mit entsprechender Chromosomenanordnung in Form eines dreifachen Sterns (Triaster) zwischen den Spindeln.
- Ausbleiben der Kernmembranauflösung am Ende der Prophase führt durch die vorangegangene DNA-Synthese zur Verdopplung oder – bei weiteren gleichartig gestörten Teilungsschritten – zur Vervielfachung (Polyploidie) des Chromosomensatzes (Endomitose). Dadurch entstehen Zellen mit vergrößertem Kern, d.h. Riesen(kern)zellen mit veränderter Kern-Plasma-Relation.
- Störungen der Entstehung der Äquatorialplatte in der Metaphase sind:
  - Verklumpung der Chromosomen
  - Verlagerung der Metaphasenplatten aus der Äquatorialebene
  - ungleichmäßige Verteilung der Chromosomen in der Äquatorialebene sowie ihre Überlagerung und Verklebung untereinander.
- Es kommt zu keiner regelrechten Verteilung in der Anaphase, Auftreten von Chromosomenstücken (**Fragmentation**).

- Bei Ausbleiben der Plasmaeinschnürung in der Telophase können – wie bei der Störung der Amitose – mehrkernige Riesenzellen entstehen, und zwar besonders bei malignen Geschwülsten (Anaplasie).

2.3
Störungen des Zellstoffwechsels

Die biologische Oxidation stellt die für die Zelle notwendige Energie bereit und gewährleistet dadurch Struktur und Funktion des Systems.

Eine einwandfreie Funktion setzt die ausreichende Zufuhr der erforderlichen Nährstoffe voraus und verlangt andererseits ein regelrecht funktionierendes Zellsystem (**Abb. 2-2**). Störungen der Zufuhr oder der Verarbeitung können deshalb zu pathologischen Veränderungen führen.

2.3.1
Atrophie

D Unter Atrophie versteht man eine Verkleinerung von Zellen und/oder Organen auf Grund von Ernährungsstörungen, wobei die Zellen und/oder Organe eine normale Entwicklung durchlaufen haben.

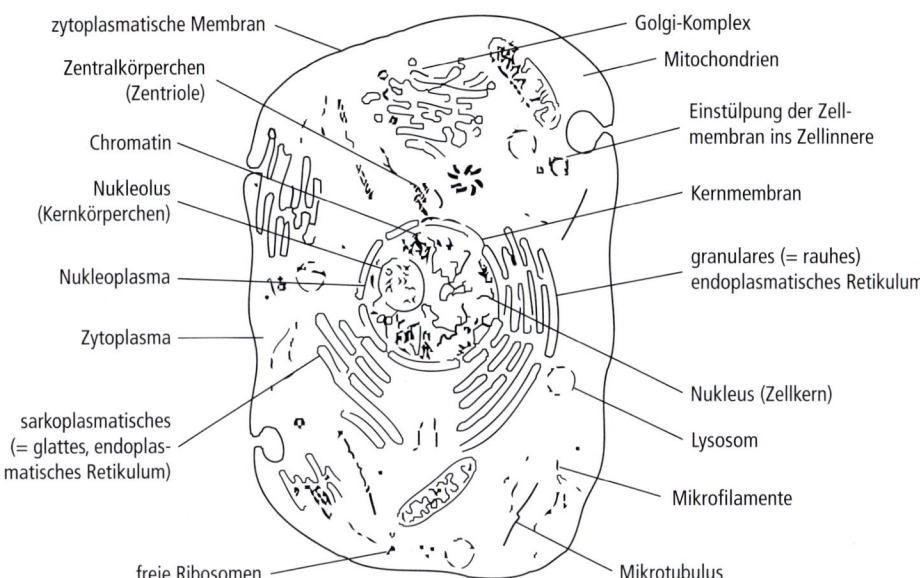

zytoplasmatische Membran

Zentralkörperchen
(Zentriole)

Chromatin

Nukleolus
(Kernkörperchen)

Nukleoplasma

Zytoplasma

sarkoplasmatisches
(= glattes, endoplas-
matisches Retikulum)

freie Ribosomen

Golgi-Komplex

Mitochondrien

Einstülpung der Zell-
membran ins Zellinnere

Kernmembran

granulares (= rauhes)
endoplasmatisches Retikulum

Nukleus (Zellkern)

Lysosom

Mikrofilamente

Mikrotubulus

Abbildung 2-2: Typische Zellbestandteile (Quelle: Brooker, Ch.: Struktur und Funktion des menschlichen Körpers. Ullstein Mosby, Berlin/Wiesbaden, 1996)

Demgegenüber bezeichnet man eine angeborene Kleinheit von Organen als Hypoplasie.
Es ist nicht in jedem Fall möglich, zu kleine
Organe der Atrophie oder der Hypoplasie zu-
zuordnen.

Einteilung nach der Ursache

Exogene oder passive Atrophie. Hierbei erhalten normal funktionierende Zellen zu wenig Nährstoffe, z.B. bei:

- Hunger
- relativer Ischämie.

Endogene oder aktive Atrophie. Hierbei ist
die Zelle nicht in der Lage, ein normales
Nährstoffangebot zu verarbeiten, z.B. bei:

- Inaktivität eines Organs
- Altersveränderungen der Zelle.

Einteilung nach dem morphologischen Bild

Stärke und Dauer der Atrophie sowie die
Empfindlichkeit des betreffenden Organs

bestimmen das morphologische Bild. Ganz
allgemein kann festgestellt werden, dass eine
Funktionsminderung vorliegt.

Man unterscheidet:

- *einfache Atrophie:* Es kommt zur Verkleinerung der Zelle, ohne dass ihre typischen
  Struktureigenschaften verloren gehen.
- *entdifferenzierte Atrophie:* Die für die Zelle
  typischen Strukturelemente verschwinden;
  die Zelle weist einen «einfacheren» Bau
  auf.
- *degenerative Atrophie:* Aufgrund der
  Schwere und Dauer der Atrophieursache
  sind die Strukturveränderungen so gra-
  vierend, dass die Existenz der Zelle nicht
  mehr gewährleistet ist und der Zelltod eintritt.
- *numerische Atrophie:* Beim Knochenmark
  und beim peripheren Blut ist die Atrophie
  durch eine Verminderung der Anzahl der
  Zellen gekennzeichnet.

2.3.2
Störungen des Stoffwechsels einzelner Nährstoffe

Während die Atrophie durch zu geringe Zufuhr oder unzureichende Verarbeitung aller Nährstoffe verursacht wird, können Störungen der Zelle auch durch Veränderung der Menge einzelner Nährstoffe hervorgerufen werden (**Abb. 2-3**). Im Einzelnen betreffen solche Störungen den Stoffwechsel:

- des Wassers
- der Eiweiße
- der Fette
- der Kohlenhydrate.

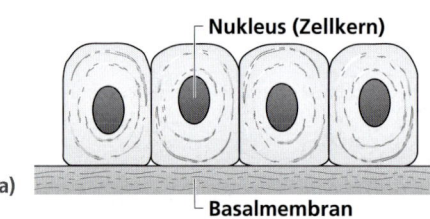

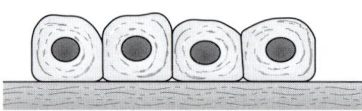

Abbildung 2-3: Normale und atrophische Zellen **a)** normale Zellen; **b)** atrophische Zellen: gleiche Zellzahl, geringere Zellgröße, geringere Kerngröße

2.4
Zelltod und Nekrose

Bei nicht kompensierten Störungen der Zelle kommt es zum Zelltod. Es handelt sich dabei um ein örtliches Geschehen.

Man unterscheidet den programmierten Zelltod vom provozierten Zelltod. Bei der ersten Form kommt es infolge der Erschöpfung der genetischen Information des Zellkerns zum Zelltod (**Apoptose**), während beim provozierten Zelltod (**Nekrose**) eine nicht kompensierbare Störgröße die Existenz einer Zelle beendet.

D Zelltod ist charakterisiert durch die Unfähigkeit der Zelle, ihre normale Funktion in normaler Umgebung bei normaler Regulation aufrechtzuerhalten.

D Nekrose ist das morphologische Äquivalent des provozierten Zell- und Gewebstodes.

D Apoptose ist das morphologische Äquivalent des programmierten Zelltodes.

Zwischen Zelltod und Nekrose besteht ein verschieden langer Zeitraum, in dem durch Umbauvorgänge der Zelltod sichtbar wird (Nekrophanerose), somit ist die Nekrose das morphologische Äquivalent des Zelltodes.

2.4.1
Kennzeichen der Nekrose (Abb. 2-4)

Makroskopische Kennzeichen:

- Veränderungen der Farbe des betroffenen Gewebes (Eigenfarbe)
- Veränderungen der Konsistenz
- Demarkation.

Mikroskopisch Kennzeichen:

- Umgebungsreaktionen (Hyperämie und Leukozytenansammlung).DieUmgebungsreaktion ist ein eindeutiges Kennzeichen einer Nekrose. Sie entsteht als Ergebnis der Abwehrreaktion des Organismus gegen das abgestorbene Zellmaterial und setzt sich aus entzündlichen Veränderungen sowie einer Steigerung der Durchblutung zusammen.
- Veränderungen am Zellkern (Karyolyse, Karyorrhexis, Pyknose)
- Veränderungen am Zytoplasma (Verlust spezifischer Strukturen).

Karyorrhexis

Pyknose

Karyolyse

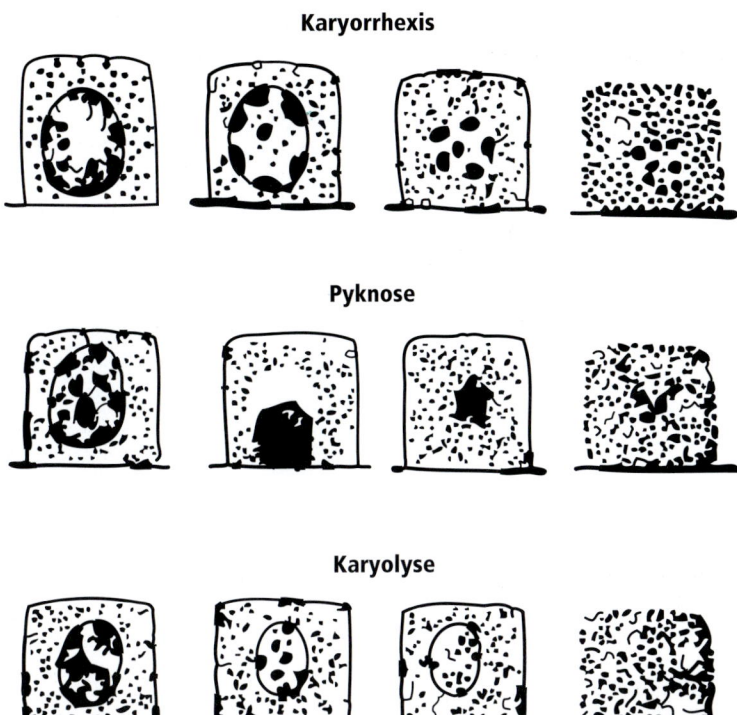

Abbildung 2-4: Kennzeichen der Nekrose (Quelle: Eder, M.; Gedigk, P.: Allg. Pathologie und Patholo-gische Anatomie. Springer, Berlin/Heidelberg, 1990)

2.4.2
Ursachen der Nekrose

Häufigste und wichtigste Ursache ist die **Isch-ämie**.

 Eine ischämisch bedingte Nekrose heißt Infarkt.

Andere Ursachen: Fast jede äußere Krank-heitsursache kann eine Nekrose hervorrufen.

2.4.3
Formen der Nekrose

Je nach der Struktur der betroffenen Zelle kommt es zur:

- Koagulationsnekrose oder zur
- Kolliquationsnekrose.

Bei der **Koagulationsnekrose** tritt eine Ver-festigung des abgestorbenen Materials auf. Sie ist durch eine Denaturierung der Eiweiße bedingt (z. B. Herzinfarkt).

Die **Kolliquationsnekrose** ist durch eine Erweichung gekennzeichnet. Infolge der De-naturierung werden die an Eiweiße gebunde-nen Lipoide freigesetzt und führen gemein-sam mit Wasser zu einer Verflüssigung des abgestorbenen Materials (z. B. Hirnerwei-chung).

Verkäsung. Diese Sonderform der Nekrose tritt nach besonders langsamem Ablauf der Nekrosevorgänge, z. B. bei Tuberkulose, auf.

2.4.4
Folgen und Komplikationen der Nekrose

Struktur der betroffenen Zellen und Gewebe sowie Dauer und Intensität der ursächlichen Faktoren bestimmen Qualität und Quantität der Folgen (**Abb. 2-5**).

Eine geringe Nekrose bei intermitotischen Zellen kann zur vollständigen Wiederherstellung des ursprünglichen Zustandes führen.

Eine massive Nekrose unter Beteiligung von postmitotischen Zellen bzw. von Zellen mit unterschiedlicher intermitotischer Potenz führt zur Entstehung von Ersatz- bzw. Narbengewebe.

Komplikation. Infektion des nekrotischen Bezirks (Gangrän) (**Abb. 2-6**).

2.4.5
Morphologisches Bild der Apoptose

Bei der Apoptose kommt es zu folgenden Veränderungen:

- Verklumpung des Chromatins entlang der durch Schrumpfung gefältelten Kernmembran
- Veränderung der Zytoplasmastruktur mit Entstehung von Apoptosekörperchen.

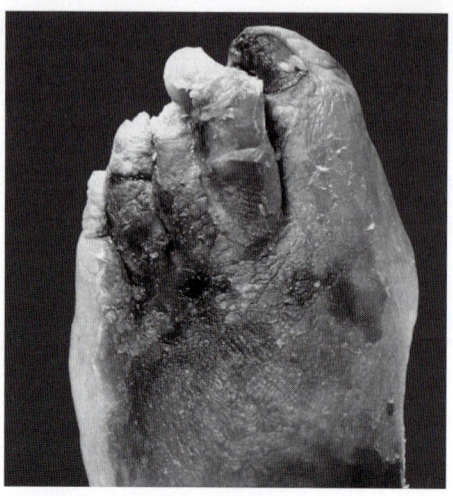

Abbildung 2-6: Gangrän der Zehen

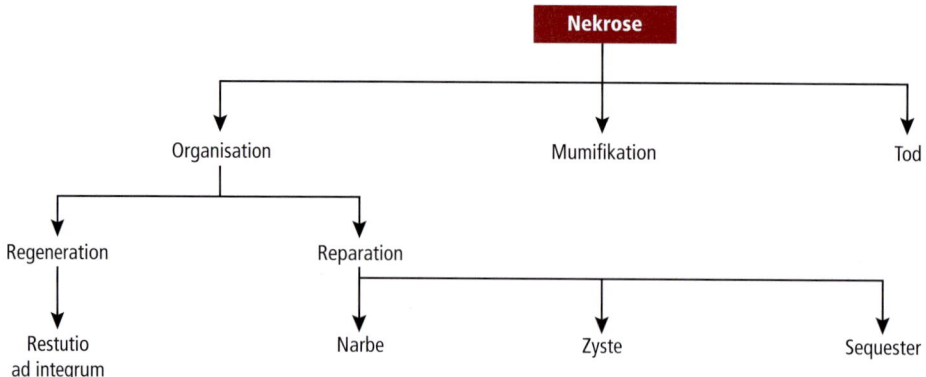

Abbildung 2-5: Folgen der Nekrose

Was ist die häufigste Ursache einer Nekrose?

Nennen Sie wesentliche Folgen einer Nekrose.

Wodurch unterscheidet sich die zelluläre Verfettung von der Adipositas?

Was ist ein Dekubitalulkus?

2.5
Wachstum und seine Störungen

2.5.1
Wesen und Einteilung des Wachstums

Wachstum ist ein grundlegendes Merkmal der lebenden Materie.

 D Reguliertes biologisches Wachstum bedeutet Ausbildung und Aufrechterhaltung eines konstanten Formgebildes (z.B. Organismus, Organe oder Zelle).

Das bedeutet:

1. Wachstum ist regulierte Eiweißsynthese.
2. Wachstum ist identische Duplikation der DNA.
3. Wachstum erfolgt nur bis zu einem Grenzwert der Größe.
4. Wachstum wird durch die Bedürfnisse des Organismus bestimmt.

Man unterscheidet:

- pränatales Wachstum: Zunahme der Zellzahl durch Mitose
- postnatales Wachstum: Zunahme des Zellvolumens bei relativ konstanter Zellzahl.

Zellen mit intermitotischem Wachstum
Die Zellen
- des Hautepithels,
- der Schleimhaut des Magen-Darm-Traktes,
- des hämopoetischen Systems und
- die Fibroblasten

behalten während des ganzen Lebens ihre Teilungsfähigkeit.

Zellen mit reversiblem postmitotischen Wachstum
Die Zellen
- der Leber und
- der Niere

erlangen unter bestimmten Bedingungen (z.B. nach Gewebsverlust und Entzündungen) ihre Teilungsfähigkeit wieder.

Zellen mit fixiertem postmitotischen Wachstum
Die Zellen
- der Herzmuskulatur,
- der Skelettmuskulatur und
- die Ganglienzellen

sind nicht mehr zur Teilung fähig, das heißt, durch pathologische Prozesse hervorgerufene Defekte können nur durch unspezifisches Bindegewebe ausgefüllt werden.

Man unterscheidet zwischen reguliertem Wachstum (**Abb. 2-7**) und unreguliertem Wachstum.

Unreguliertes Wachstum kennzeichnet Geschwülste.

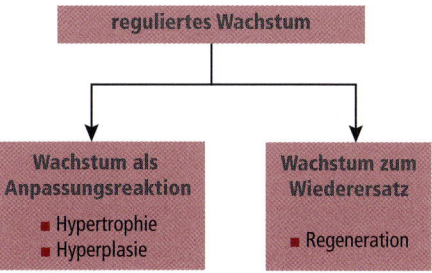

Abbildung 2-7: Formen des regulierten Wachstums

2.5.2
Wachstum als Anpassungsreaktion

Hypertrophie und Hyperplasie sind das Ergebnis der Anpassung an eine erhöhte Leistung.

Hypertrophie

D **Hypertrophie ist eine durch Vergrößerung von Einzelzellen bedingte Volumenzunahme eines Organs.**

Ursachen:

- Anpassung an physiologische und pathologische Belastungen

- Vergrößerung der Muskelzelle durch Zunahme der Anzahl der Mitochondrien und Myofibrillen.

Beispiele:

- Herzhypertrophie
- nach körperlichem Training (Leistungssport), bei Herzklappenfehlern, bei Hypertonie
- Nierenhypertrophie nach einseitiger Nephrektomie
- Muskelhypertrophie bei Leistungssportlern.

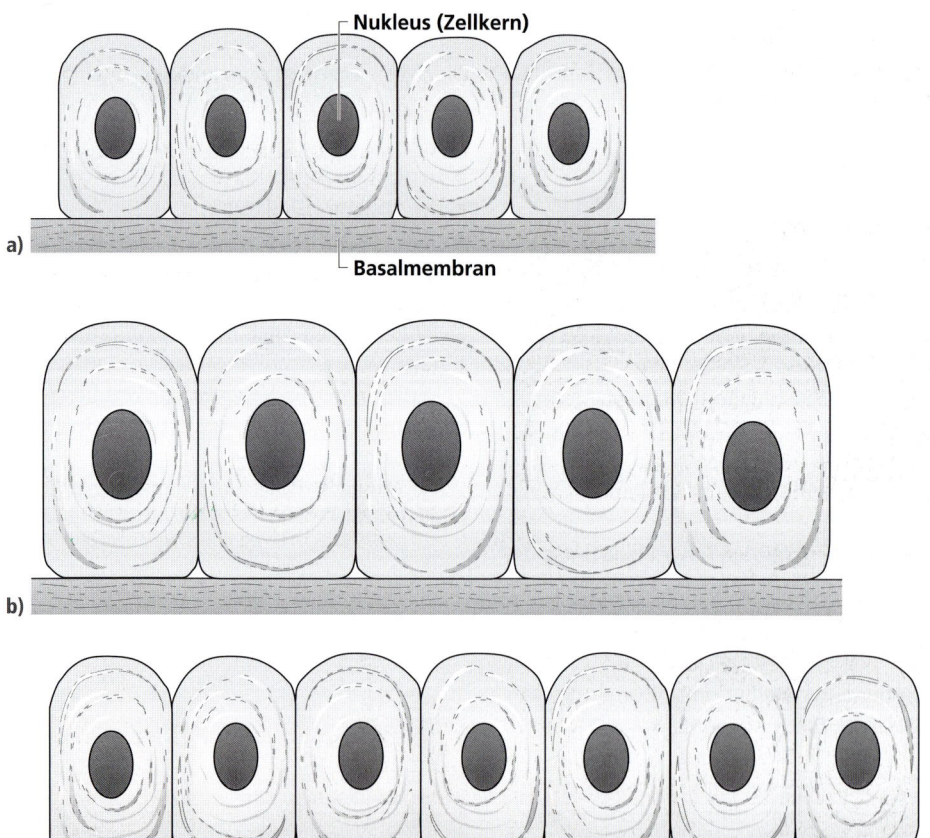

Abbildung 2-8: Normale **(a)**, hypertrophe **(b)** und hyperplastische **(c)** Zellen

Hyperplasie

> **D** Hyperplasie ist eine durch Vermehrung der Anzahl von Einzelzellen bedingte Volumenzunahme eines Organs.

Ursachen:

- Anpassung an physiologische und pathologische Belastungen durch Einsetzen der Zellteilung in den dafür befähigten Zellen.

Beispiel:

- Schilddrüsenhyperplasie – Absinken des Jodspiegels.

Hypertrophie und Hyperplasie (**Abb. 2-8, Abb. 2-9**) können zur Adaptation bzw. Kompensation führen. Beide Prozesse sind nicht immer voneinander zu trennen, häufig treten sie kombiniert auf (z.B. Vergrößerung des Uterus während der Schwangerschaft).

2.5.3
Wachstum zum Wiederersatz – Regeneration

Im Organismus gehen fortlaufend Zellen verloren, z.B. durch Abschuppung der oberflächlichen, verhornten Zellen der Epidermis oder durch Abstoßung von Schleimhautepithel.

> **D** Regeneration ist die Fähigkeit des Organismus, verloren gegangene, entfernte, abgestorbene oder funktionsuntüchtige Körpersubstanz zu ersetzen.

Die Regeneration (**Abb. 2-10**) hängt allgemein von folgenden Faktoren ab:

- strukturelle Qualität der betroffenen Zellen im Bereich des Defektes
- Größe des Defekts
- Blutversorgung
- Ernährungszustand des gesamten Organismus
- Alter
- Biorhythmus.

Physiologische Regeneration

> **!** Physiologische Regeneration ist der Ersatz von Körpersubstanz nach physiologischem Zellverschleiß.

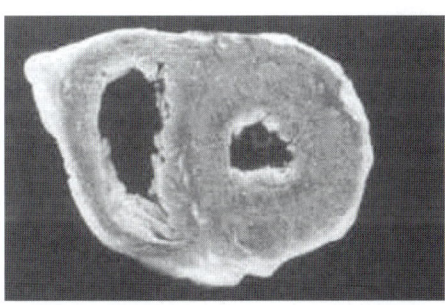

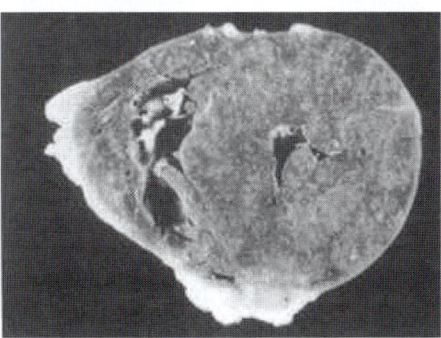

Abbildung 2-9: Hypertrophie des Myokards beider Herzkammern

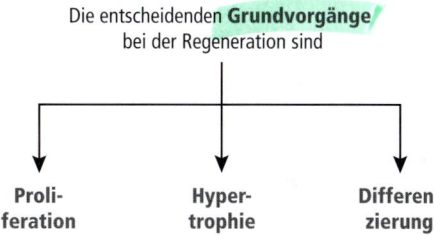

Die entscheidenden **Grundvorgänge** bei der Regeneration sind

| Proli-feration | Hyper-trophie | Differen-zierung |

Abbildung 2-10: Grundvorgänge der Regeneration

Beispiele:

- *Uterusschleimhaut:* periodischer Neuaufbau
- *Epidermis:* Im Stratum basale der Haut (Indifferenzzone) läuft ein bivalenter Teilungsmechanismus ab und führt zur Bildung von post- und intermitotischen Zellen. Die postmitotischen Zellen sind durch Differenzierung zur Bildung von Keratin befähigt.
- *Darmepithel:* Die Regeneration geht auch hier von den Indifferenzzonen in den Darmkrypten aus. Die postmitotischen Zellen wandern zur Zottenspitze und werden dort nach kurzer Zeit ins Darmlumen abgestoßen.

Reparative Regeneration

> **!** **Reparative Regeneration ist der Ersatz von Körpersubstanzen nach pathologischen Gewebs- und Zellverlusten.**

Diese Form von Regeneration ist für die Wiederherstellung normaler Organstrukturen und -funktionen nach pathogener Einwirkung und damit für die Therapie von besonderer Bedeutung, z.B. bei der Wundheilung.

Sowohl die Restitutio ad integrum, d.h. die völlige Wiederherstellung des früheren Zustands, als auch die Ausbildung von Ersatzgewebe (Narbengewebe) sind möglich.

Bei einem oberflächlichen Schleimhautdefekt (Erosion) bildet sich zunächst undifferenziertes Epithel über dem Defekt aus, später entstehen daraus differenzierte Drüsenstrukturen. Bei einem tiefen Schleimhautdefekt (Ulkus) entsteht ein Granulationsgewebe, das sich zur Narbe umbildet.

Pathologische Regeneration

> **!** **Pathologische Regeneration ist Gewebsersatz bei gestörter Proliferationskinetik.**

Eine pathologische Regeneration führt zu zellulären Atypien, das heißt, der Gewebsersatz ist weder mit den ursprünglichen Zellen noch mit dem reparativen Gewebsersatz identisch. Die Regulation des Wachstums zum Ersatz ist gestört.

Beispiele:

- Plattenepithelmetaplasie im Bronchus, z.B. bei chronischer Bronchitis
- chronisches Magenulkus (*Geschwür*)
- Polypen des Magen-Darm-Traktes
- Umbaugastritis
- Colitis ulcerosa. *Darmentzündung*

2.5.4
Geschwülste

Andere Bezeichnungen für Geschwülste sind «Tumor» und «Krebs». Weiterhin sind auch die Begriffe «echte Neubildung», «Neoplasma» und «Gewächs» bekannt. Onkologie (griech.) ist die Lehre von den Geschwülsten.

> **D** **Geschwülste sind örtliche, irreversible und autonome Wachstumsexzesse körpereigener Zellen, die sich zum Organismus parasitär verhalten.**

Geschwülste entstehen aus körpereigenen Zellen, aber nicht jede Zelle ist zur Onkogenese fähig.

Geschwulstzellen befinden sich außerhalb der normalen zellulären und humoralen Regulations- und Steuerungsvorgänge des Organismus.

> **!** **Eine Geschwulst ist regulationstaub!**

Irreversibilität der Geschwulst bedeutet, dass es keine spontane Rückbildungsfähigkeit gibt, auch nicht nach Wegfall des ursächlichen Reizes.

Eine Geschwulst entwickelt sich auf Kosten des Gesamtorganismus, sie verhält sich parasitär.

Die Kennzeichnung der Geschwulst erfolgt durch Anhängen der Silbe «-om» an den Namen des Ausgangsgewebes, z.B. Geschwulst des:

- Muskelgewebes → Myom *Gebärmuttermyom*
- Bindegewebes → Fibrom *Hämanginom*
- Fettgewebes → Lipom
- Knorpelgewebes → Chondrom
- Knochengewebes → Osteom
- Blutgefäßes → Angiom.

gutartig

Sarkom – Fleisch (bösartig)

Bösartige Geschwülste werden als **Karzinom** (griech. «karzino» = Krebs) und **Sarkom** (griech. «sarx» = Fleisch) bezeichnet. Das Karzinom geht von epithelialen (Plattenepithel, Drüsenepithel), das Sarkom hingegen von mesenchymalen (Bindegewebe, Muskel- und Knochengewebe) Geweben aus.

2.5.4.1
Morphologie der Geschwülste

Geschwülste lassen sich nach verschiedenen Kriterien einteilen:

- nach dem histogenetischem Ursprungsgewebe
- nach der Dignität.

Nach der Dignität unterscheidet man:

- benigne (gutartige) von
- malignen (bösartigen) Geschwülsten.

Für die Beurteilung des biologischen Verhaltens einer Geschwulst, auch Dignität genannt, werden bestimmte morphologische Kriterien herangezogen (Kriterien der Malignität).

Die **Malignitätskriterien** beinhalten die:

- Veränderungen der Tumorzellen
- Beziehung des Tumors zur unmittelbaren Nachbarschaft
- Beziehung des Tumors zum Gesamtorganismus.

Anaplasie (Umbildung)

Unter Anaplasie versteht man die bei der Geschwulstentstehung auftretenden morphologischen und funktionellen Abweichungen vom Normalgewebe. Sie ist umso stärker, je weniger die Geschwulst dem Ausgangsgewebe ähnlich ist. Diese Abweichungen offenbaren sich morphologisch in strukturellen Unterschieden, die diagnostisch ausnutzbar sind:

- Polymorphie
- Polyploidie
- Verschiebung der Kern-Plasma-Relation
- Hyperchromasie
- Basophilie des Zytoplasmas.

Je stärker die Anaplasie, desto bösartiger ist die Geschwulst.

Wachstumsgeschwindigkeit

Normale Mitosen nehmen zu, es kommen aber auch pathologische Mitosen vor.

Auftreten von Nekrosen

Durch die exzessive Zellvermehrungen, mit denen die Blutversorgung nicht Schritt halten kann, kommt es im Zentrum von Geschwülsten zu Nekrosen. Dadurch senkt sich die Oberfläche eines Geschwulstknotens, und es entsteht der Krebsnabel.

Infiltrierendes Wachstum

Die Geschwulstzellen dringen in Form von Zapfen und Strängen in die gesunde Umgebung ein (Abb. 2-11), und zwar ohne Rücksicht auf Zell- und Organgrenzen, wobei es meist auch zum Einbruch in Blut- und Lymphgefäße kommt.

Destruierendes Wachstum

Mit der Infiltration der Geschwulstzellen kommt es zu einer Zerstörung des gesunden Nachbargewebes. Sie kann bedingt sein durch:

- von der Geschwulst ausgehende enzymatische Wirkung (z.B. Hyaluronidase)

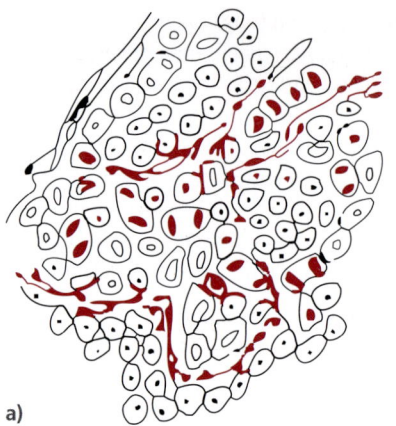
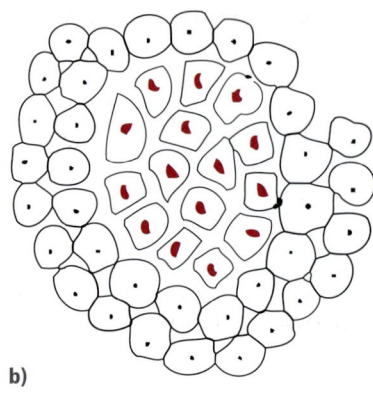

a)   b)

Abbildung 2-11: Infiltratives und expansives Wachstum
a) bösartige Geschwulst mit infiltrierendem und destruierendem Wachstum; **b)** gutartige Geschwulst mit expansivem Wachstum

- eine Druckatrophie
- einen Gefäßeinbruch mit Störung oder Unterbrechung der Blutversorgung (Ischämie).

Stromareaktion

In der Umgebung der malignen Geschwülste ist eine lymphozytäre Infiltration zu beobachten. Sie ist das Ergebnis immunologischer Reaktionen des Organismus gegen die Geschwulst.

Rezidivneigung

Eng verbunden mit der Eigenschaft, infiltrierend zu wachsen, ist die erhöhte Neigung zur Bildung örtlicher Rezidive nach operativer oder strahlentherapeutischer, scheinbar vollständiger Entfernung der Geschwulst.

Metastasierung

D Unter Metastasierung versteht man die Entwicklung von Tochtergeschwülsten nach Verschleppung von Zellen der Primärgeschwulst an eine andere Stelle im Organismus.

Die Metastasierung erfolgt prinzipiell in drei Phasen:

1. Einbruch bzw. Einwachsen der Geschwulst in ein Lymph- oder Blutgefäß
2. Ablösung dieser eingebrochenen Geschwulstzellen und Verschleppung von Geschwulstzellen, wobei viele dieser Zellen zerstört werden können
3. Anhaften von Geschwulstzellen an der Blut- oder Lymphgefäßwand und, bei Vorliegen optimaler Milieubedingungen, destruierende Infiltration – Ausbildung einer Tochtergeschwulst.

Auf den im Folgenden beschriebenen Wegen können Geschwulstzellen verschleppt werden.

Lymphogene Metastasierung. Sie ist der häufigste Weg und geht wahrscheinlich jeder hämatogenen Metastasierung voraus. Die mit dem Lymphstrom an den Lymphknoten herangeführten Geschwulstzellen überwinden den Filtermechanismus des Lymphknotens durch:

- Toxinwirkung und/oder
- Zerstörung der Struktur des Lymphknotens.

Dadurch ist eine weitere Verschleppung möglich, die dann über den Ductus thoracicus zur hämatogenen Metastasierung führt.

> **!** **Die Entfernung regionaler Lymphknoten bei Geschwulstoperationen ist notwendig, um eine Metastasierung auf diesem Weg zu verhindern.**

Hämatogene Metastasierung. Die Geschwulstzellen werden mit dem Blutstrom transportiert. Nach dem Sitz der Primärgeschwulst und dem Verlauf der abführenden Venen unterscheidet man die in **Abbildung 2-12** dargestellten Metastasierungstypen.

Liquorgene Metastasierung. Sie erfolgt bei Hirngeschwülsten über den Liquorweg in das Rückenmark.

Beispiel:

- von der Geschwulst des Telenzephalons ausgehende Metastasen im Rückenmark.

Intrakanalikuläre Metastasierung. Verschleppung von Geschwulstzellen in vorgebildete Kanal- und Hohlraumsysteme nach Einbruch der Primärgeschwulst in dieselben.

Beispiele:

- Pleurametastasierung bei in die Pleurahöhle eingewachsenem Bronchialkarzinom
- Karzinommetastasen in der Wand der Trachea und im Stimmband bei Bronchialkarzinom.

Sonderformen:

- Oberlippe → Unterlippe
- Magenvorderwand → Magenhinterwand.

Trotz bekannter Wege der Verschleppung von Geschwulstzellen gibt es keine für eine Geschwulst typische Metastasierung. Aus der klinischen Praxis ist aber bekannt, dass bestimmte bösartige Geschwülste bei der Metastasierung einzelne Organe bevorzugen.

Folgende Karzinome weisen oft Metastasen im Knochensystem, insbesondere in der Wirbelsäule, auf:

- Prostatakarzinom
- Mammakarzinom
- Bronchialkarzinom.

Aus dem Sitz der Metastasen sind deshalb Rückschlüsse auf den Sitz der Primärgeschwulst möglich.

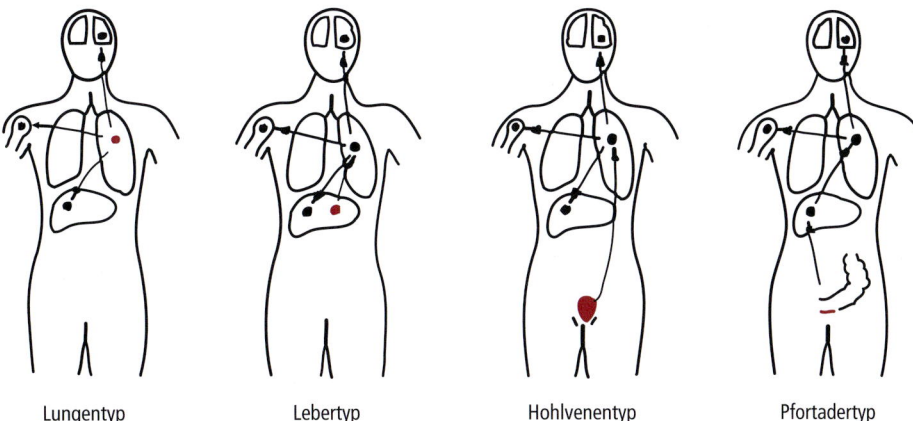

Lungentyp   Lebertyp   Hohlvenentyp   Pfortadertyp

Abbildung 2-12: Wege der hämatogenen Metastasierung

Allgemeinwirkung

Karzinome und Sarkome können zur **Kachexie** und **Anämie** führen. Ursächlich für die Kachexie können mechanische Behinderung der Nahrungsaufnahme bei entsprechender Lokalisation der Geschwulst, die Wirkung der sog. Krebstoxine und – allgemein – das parasitäre Verhalten der bösartigen Geschwulst sein.

Die Anämie ist u. a. Folge von Knochenmetastasen und den sich daraus ergebenden Veränderungen des Blut bildenden Knochenmarks, der toxischen Wirkung auf das Knochenmark und häufig auftretenden Arrosionsblutungen.

Bei Anwendung der Kriterien der Malignität müssen folgende Tatsachen beachtet werden:

- Die Diagnose «maligne» oder «benigne» ist nur aus der Summe der Bewertung aller Kriterien möglich, da es kein krebsspezifisches morphologisches Kennzeichen gibt.
- Anaplasie sowie infiltrierendes und destruierendes Wachstum sind charakteristische zelluläre Befunde, welche die Diagnose «maligne Geschwulst» mit großer Wahrscheinlichkeit erlauben.
- Bei Vorhandensein von Metastasen ist die Diagnose «maligne Geschwulst» gesichert.

Eine bösartige Geschwulst unterscheidet sich also von einer gutartigen in hinsichtlich der in **Tabelle 2-1** wiedergegebenen Merkmalen.

2.5.4.2
Einteilung der Geschwülste

Die Einteilung der Geschwülste kann nach verschiedenen Gesichtspunkten vorgenommen werden. Die folgende Einteilung beruht auf der Klassifizierung nach:

- der Dignität der Geschwulst und
- histogenetischen Gesichtspunkten.

Die im Folgenden beschriebene Beurteilung der Dignität hat sich vor allem für die ärztliche Therapie bewährt.

Benigne Geschwülste (gutartig)

Ihre Behandlung führt fast immer zur Heilung. Die Diagnose «benigne» ist aber nicht gleichzusetzen mit «ungefährlich», da solche Geschwülste durch besondere Lokalisation und/oder Funktion den Tod des Patienten herbeiführen können. So kann eine gutartige Geschwulst der weichen Hirnhäute (Meningeom) durch Kompression des Gehirns zum Atemstillstand führen.

Weitere Beispiele:

- Kehlkopfpapillom → Ersticken
- Inselzellenadenom (Pankreas) → hypoglykämischer Schock infolge Insulinüberproduktion
- Phäochromozytom → Hypertonie infolge erhöhter Produktion von Noradrenalin.

Tabelle 2-1: Unterschiede zwischen maligner und benigner Geschwulst

Kriterium	Maligner (bösartiger) Tumor	Benigner (gutartiger) Tumor
Begrenzung	unscharf, da infiltrierendes Wachstum	scharf, da expansives Wachstum
Gefäßinfiltration	ja	nein
Metastasierung	ja	nein
Wachstum	schnell	langsam

Maligne Geschwülste (bösartig)

Ohne Behandlung ist die Prognose infaust (aussichtslos).

Semimaligne Geschwülste

Es sind infiltrativ und evtl. auch destruktiv wachsende Geschwülste mit hochgradiger Rezidivneigung, jedoch ohne Metastasierung.

Beispiele:

- Basaliom
- Zylindrom
- Bronchusadenom
- Desmoidfibrom.

Geschwülste mit fraglicher Dignität

Bei diesen Geschwülsten ist auf Grund der histologischen Kriterien nicht sicher zu entscheiden, wie sich die Geschwulst biologisch verhalten wird.

Beispiele:

- Chondrom des Beckens
- Osteoklastom
- Granulosazelltumor (Ovar).

Präkanzerosen

Unter Präkanzerosen versteht man morphologische Veränderungen, die unter bestimmten Bedingungen zu Geschwülsten werden können, es aber nicht müssen.

Beispiele:

- Colitis ulcerosa
- chronisch-atrophische Gastritis
- Polyposis coli
- Landmanns- oder Seemannshaut (solare Keratose)
- Leukoplakie
- Papillome (Harnblase, Milchgänge).

2.5.4.3
Ursachen der Geschwülste

Bei 75 % aller menschlichen Krebserkrankungen sind Umweltfaktoren von Bedeutung. Qualität und Quantität der auf den Organismus einwirkenden kanzerogenen Reize sind außerordentlich verschieden. Ein sicherer Zusammenhang zwischen Ursache und Krebsentstehung wird heute für das Rauchen (Teerverbindungen, z.B. Benzpyren) und dem Lungen- bzw. Bronchialkarzinom angenommen. Die unterschiedlichen Kanzerogene scheinen nur über wenige molekulare Mechanismen in der Zelle zu wirken. Nach heutigen Erkenntnissen ist die Kanzerogenese ein mehrstufiger Prozess und beruht auf Veränderungen im Genom der betroffenen Zelle. Die durch verschiedene Ursachen bedingten genetischen Veränderungen bestehen im Prinzip aus zwei Grundvorgängen. Es handelt sich zum einem um die Aktivierung zellulärer Regulatorgene (sog. Protoonkogene) und zum anderen um die Inaktivierung bzw. den Verlust von negativ regulierenden Kontrollgenen (sog. Tumorsuppressorgene). Es kommt somit zum Verlust der Proliferationskontrolle, des Weiteren zu einem gestörten Ablauf von Differenzierungsprogrammen und damit zur Ausbildung von malignen Tumorzellen (**Abb. 2-13**).

Die Ursachen werden im Folgenden nach Gruppen zusammengefasst.

Exogene Ursachen

Physikalische Reize. Mechanische Reize können z.B. bei chronischen Pfeifenrauchern zum Unterlippenkrebs führen. Die stärkere mechanische Belastung des Ösophagus im Bereich der anatomischen Engen, insbesondere bei schlecht gekauter Nahrung, kann zum Ösophaguskarzinom führen.

Röntgenstrahlen können z.B. bei entsprechender Strahlungsintensität und genügender Dauer zur Ausbildung eines Hautkrebses führen.

Radioaktive Strahlen (bekannt sind der

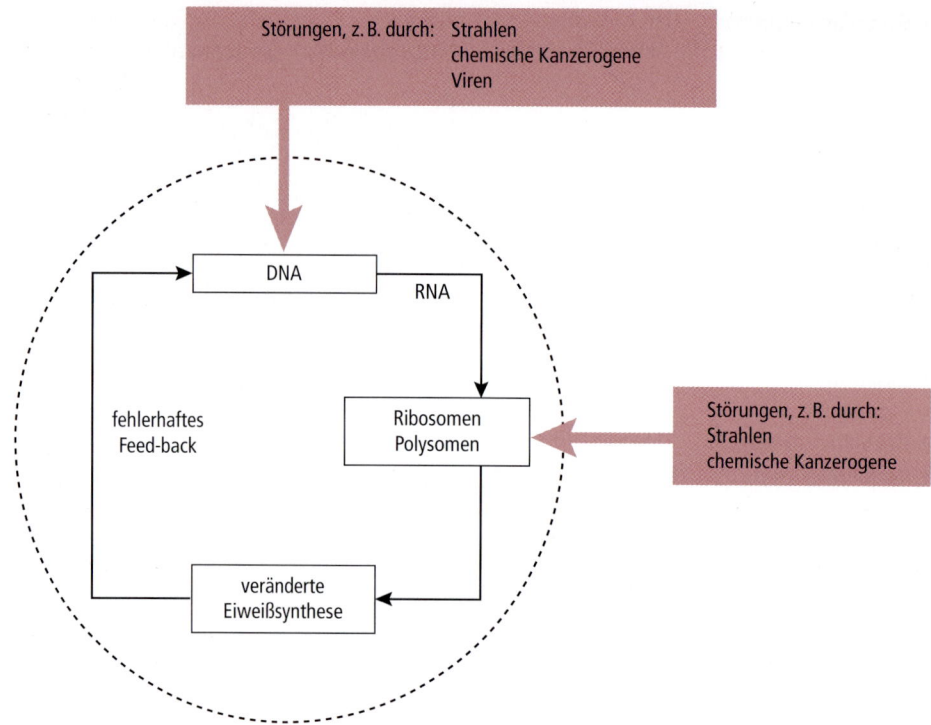

Abbildung 2-13: Entstehung einer Neoplasie

Schneeberger und Joachimsthaler Lungen-krebs der Bergarbeiter, die infolge der wäh-rend der Arbeit inhalierten radioaktiven Edelgase auftraten.

UV-Strahlen führen bei genügend langer Einwirkung zu Hautveränderungen, die ma-ligne entarten können.

Chemische Faktoren. Gegenwärtig sind etwa 1500 chemische Substanzen mit kanzero-gener Wirkung bekannt. Man unterscheidet:

- polyzyklische aromatische Kohlenwasser-stoffe
- aromatische Amide und Amine
- Azofarbstoffe
- alkylierende Agenzien einschließlich N-Nitrosoverbindungen
- 4-Nitrochiolin-N-oxid und entsprechende Derivate.

Chemische Kanzerogene werden im Körper umgewandelt, erst dann entfalten sie ihre maligne Wirkung. Sie beeinflussen einerseits das Wachstum, andererseits führt ihre Bin-dung an die DNA zur Veränderung gene-tischer Informationen.

Parasiten. Die kanzerogene Wirkung von Pa-rasiten ist nach wie vor umstritten. So wird das Harnblasenkarzinom mit der Bilharziose (*Schistosoma haematobium*) und das Gallen-blasenkarzinom mit dem großen Leberegel in Verbindung gebracht. Es ist aber auch möglich, dass diese Parasiten nur Viren über-tragen.

Viren. Bei den Geschwülsten des Menschen ist die Virusätiologie umstritten. Neuerdings wird eine Virusgenese (Herpesvirus) für das

Mammakarzinom, das Portiokarzinom und das Burkitt-Lymphom diskutiert.

Endogene Ursachen

Im Organismus selbst sind Vorgänge bekannt, die Ursache einer neoplastischen Umwandlung der Zelle sein können. Damit sind jene Veränderungen gemeint, die mit dem Begriff des sog. malignen Fehlregenerats umschrieben werden.

Beispiele:

- Magenulkus → Ulkuskarzinom
- Leberzirrhose → primäres Leberkarzinom
- Gallensteine → Cholezystitis → Gallenblasenkarzinom.

Die Vererbung stellt einen weiteren endogenen Faktor dar. Bisher ist dazu Folgendes bekannt: Auf Nachkommen tumorfreier Eltern kommen weniger Geschwulsterkrankungen als auf Nachkommen von Vorfahren, die an Geschwülsten erkrankt waren (Krebsfamilien). Bei eineiigen Zwillingen stimmt häufig die Geschwulstorganlokalisation überein. Beim Retinoblastom und bei der Polyposis intestini ist eine sichere Vererbung bekannt.

> **!** Es wird jedoch nicht die Geschwulst direkt, sondern nur die Bereitschaft, daran zu erkranken, vererbt.

2.5.4.4
Epidemiologie

Im Rahmen der nationalen und internationalen Krebsbekämpfung ist Folgendes zu beachten: Um Veränderungen der Häufigkeit einzelner bösartiger Tumoren einerseits und Zusammenhänge mit möglichen inneren und äußeren Ursachen andererseits zu erkennen, ist eine möglichst flächendeckende und vollständige Erfassung aller Neuerkrankungen und Todesfälle von bösartigen Tumoren erforderlich. In der Bundesrepublik Deutschland geschieht dies durch Tumorzentren und Krebsregister.

Aussagen zur Krebsmorbidität und -mortalität sowie zur Erkennung von Veränderungen sind Aufgaben von Krebsregistern. Dabei erheben die epidemiologischen Register Daten, die neben der Häufigkeit, der Geschlechts- und Berufsbezogenheit auch Aussagen über ein verstärktes Auftreten von malignen Tumoren in bestimmten Regionen ermöglichen.

Folgende Schritte des mehrstufigen Prozesses sind heute relativ gut bekannt:

- Der programmierte Zelltod (Apoptose) als Bestandteil des regulierten Wachstums ist außer Kraft gesetzt, das entsprechende Zellregulationsprogramm ist blockiert.
- Die transformierten Zellen sowie die «echten» neoplastischen Zellen senden eigene, vom Wirtsorganismus unabhängige Wachstumssignale aus.
- Die neoplastische Zellen dringen in benachbarte Gewebe, aber auch in Lymph- und Blutgefäße ein und ermöglichen damit die Metastasierung.
- In den neoplastischen Zellen besteht ein unregulierbares Wachstumspotenzial.
- Die Immunabwehr gegen Fremdeiweiß ist weitgehend ausgeschaltet.
- Innerhalb des Zellverbandes der neoplastischen Zellen besteht eine abnorme Blutgefäßbildung.
- Die neoplastischen Zellen entziehen sich der Regulation des Wirtsorganismus, es besteht eine Regulationstaubheit der Krebszellen.

Die klinischen Krebsregister erfassen auch das Krebsgeschehen einer bestimmten Region, es handelt sich dabei aber um Daten des Krankheitsverlaufs (Diagnose, Therapie, Nachsorge), sie beinhalten auch Angaben zur Todesursache. Diese Daten gestatten u. a. Aussagen zur Qualität der onkologischen Versorgung.

Allgemein kann in allen Ländern eine Zunahme der Krebsmorbidität registriert werden.

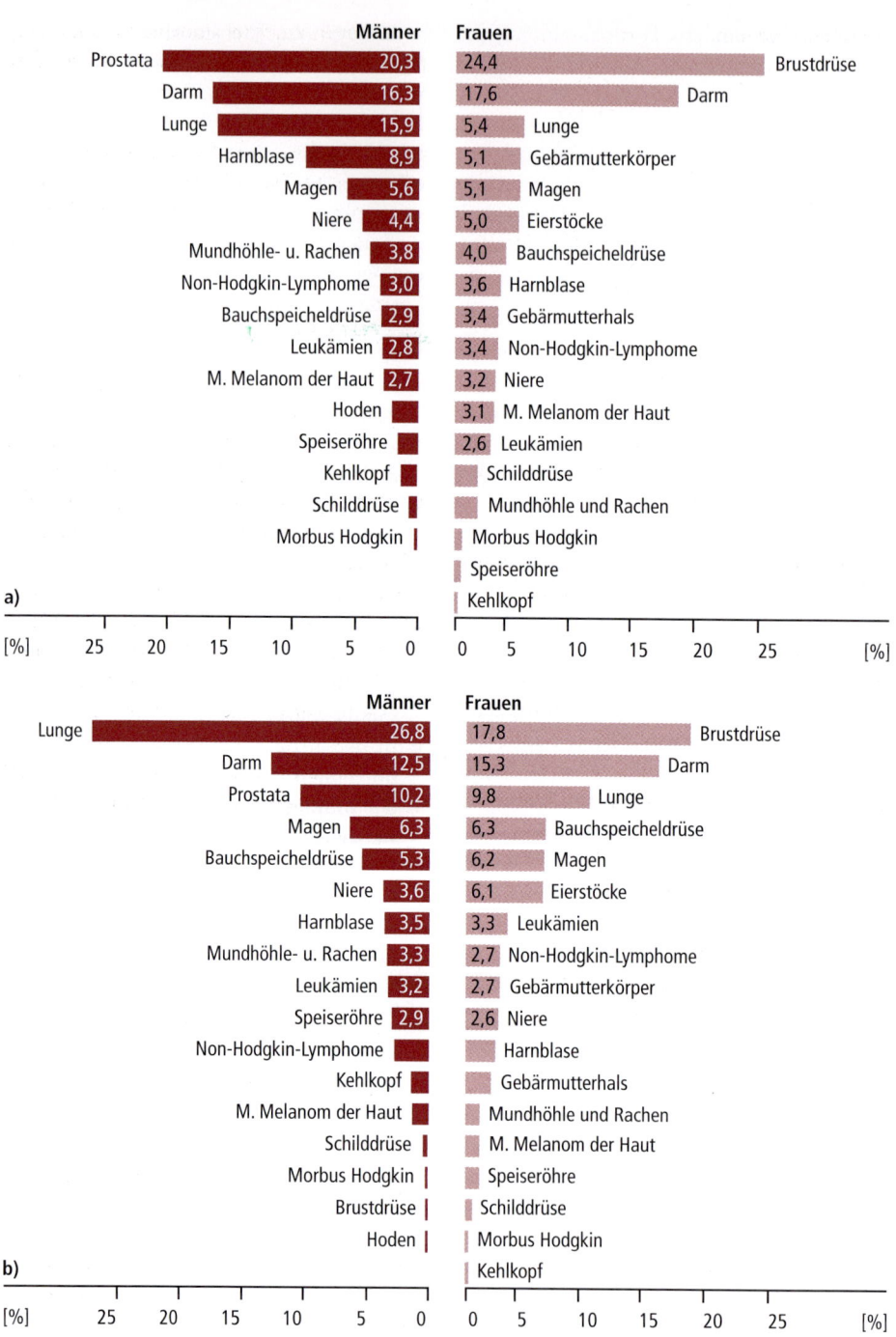

Abbildung 2-14: Verteilung der Krebsformen (Quelle: Robert-Koch-Institut – Arbeitsgruppe, «Krebs in Deutschland – Häufigkeiten, Trends», 4. überarb. Aufl. 2004, Eigenverlag)
a) Prozentualer Anteil an der geschätzten Zahl der Krebsneuerkrankungen in Deutschland (2000; Männer n = 200 018; Frauen n = 194 662); **b)** prozentualer Anteil an der Zahl der Krebssterbefälle in Deutschland (2000; Männer n = 108 835; Frauen n = 100 349)

Ursachen sind häufig:

- Zunahme durch die erhöhte Lebenserwartung (demographischer Faktor)
- relative Zunahme durch effektivere Diagnostik (diagnostischer und präventiver Faktor)
- echte Zunahme als Folge des Anstiegs kanzerogener Noxen (z. B. Nahrungsmittelzusätze, Abgase, Genussmittel)
- Veränderung der Organmanifestation einzelner maligner Tumoren (topographischer Faktor). Im Gastrointestinaltrakt nehmen in Deutschland die Dickdarmkarzinome absolut zu, während es zu einer relativen Abnahme der Magenkarzinome kommt.

In der Erkrankungshäufigkeit (Morbidität) nehmen neoplastische Erkrankungen den 15. Platz ein, in der Sterblichkeitsrate (Mortalität) dagegen den 2. Platz. Die WHO gibt an, dass ab 2015 die Tumorerkrankungen die erste Stelle bei der Mortalität einnehmen werden und dann vor den Herz-Kreislauf-Erkrankungen liegen. Die durchschnittliche Krebstodesrate ist bei Männern höher als bei Frauen, wohingegen die Wahrscheinlichkeit, daran zu erkranken, gleich ist **(Abb. 2-14)**.

Krebs kann sich in jedem Alter entwickeln, jedoch steigt das Erkrankungsrisiko mit zunehmendem Alter an.

Die vorhandenen Unterschiede in der Erkrankungshäufigkeit auf internationaler Ebene sind zum größten Teil Folge der unterschiedlichen Umweltbedingungen. Dabei sind von Bedeutung:

- verschiedene Lebensgewohnheiten (Rauchgewohnheiten, Anzahl der Schwangerschaften, Länge der Stillperiode u. a.)
- verschiedene Essgewohnheiten (Alkohol, Zubereitung bestimmter Getränke aus Pflanzen).

Trotz enormer finanzieller Aufwendungen für die Krebsforschung sind überzeugende Therapieerfolge bisher ausgeblieben. Aus diesem Grund muss der Prävention (Verhinderung und Früherkennung) eine viel größere Bedeutung eingeräumt werden.

> **!** Für eine wirkungsvolle und erfolgreiche Therapie ist die Früherkennung von entscheidender Bedeutung.

2.5.4.5
Das TNM-System

Eine entscheidende Voraussetzung für eine erfolgreiche Therapie der Geschwülste besteht in der exakten Klassifikation maligner Tumoren, die unabhängig von der medizinischen Spezialausbildung und auch der Sprache immer zur gleichen Bewertung der Dignität führen muss.

Das TNM-System, von dem französischen Onkologen Pierre Denoix in den Jahren 1943 bis 1952 entwickelt, dient diesem Zweck und wird heute in der Verantwortung der UICC (Union Internationale Contre le Cancer) ständig den Forschritten der onkologischen Wissenschaften und den medizinischen Erfahrungen angepasst. Gegenwärtig liegt die 6. Auflage vor.

Eine exakte Einordnung maligner Neoplasien verfolgt mehrere Ziele:

- Sie bietet eine objektive Basis für den klinischen Behandlungsplan.
- Sie gibt Auskünfte zur Prognose des malignen Prozesses.
- Sie sichert die Vergleichbarkeit der Effektivität der klinischen Therapie.
- Sie dient der Erarbeitung epidemiologischer Grundlagen für die onkologische Forschung.

Das TNM-System ist ein System für die Beschreibung der Ausdehnung maligner Tumoren.

«T» beschreibt die Ausdehnung des Tumors:

- TX: Primärtumor kann nicht beurteilt werden
- T0: kein Anhalt für Primärtumor
- Tis: Tumor (Carcinoma) in situ
- T1, T2, T3, T4: beschreiben zunehmende Größe und/oder Nachbarschaftsbeziehung des Primärtumors.

«N» beschreibt die Absiedlungen in den regionären Lymphknoten:

- NX: regionäre Lymphknoten können nicht beurteilt werden
- N0: keine regionären Lymphknotenmetastasen
- N1, N2, N3: zunehmender metastatischer Befall regionärer Lymphknoten.

«M» beschreibt die Fernmetastasen:

- MX: das Vorliegen von Fernmetastasen kann nicht beurteilt werden
- M0: keine Fernmetastasen
- M1: Fernmetastasen, die nach Organbefall spezifiziert werden können.

Die TNM-Klassifikation wird durch die Festlegung und den Ausweis des Malignitätsgrades (Grading) ergänzt, wobei den Empfehlungen der WHO folgend drei Malignitätsgrade unterschieden werden:

- G1: gut differenzierter maligner Tumor
- G2: mäßig differenzierter maligner Tumor
- G3: schlecht differenzierter maligner Tumor.

Für die exakte Diagnose eines malignen Tumors müssen durch den Pathologen drei Informationen bereitgestellt werden:

1. die histopathologische Beschreibung zur Feststellung der Herkunft des Tumors (epithelial bzw. mesenchymal)
2. die Einordnung des Tumors in das TNM-System
3. die Festlegung des Gradings.

Erst die Summe dieser Informationen, vorgelegt in Schriftform, befähigen den klinischen Onkologen, eine adäquate Therapie einzuleiten.

Heute ist allgemein anerkannt, dass Prävention und Früherkennung entscheidende Maßnahmen zur Senkung der Morbidität und der Mortalität von Krebserkrankungen darstellen. Sie sind in ihrer Bedeutung mindestens den herkömmlichen Therapieformen gleichzusetzen. Wenn Chemotherapie unabdingbar ist, dann werden mit humangenetischen Methoden zunehmend prädiktive Faktoren gewonnen, um die Therapie individuell für den einzelnen Patienten festzulegen.

Die Therapie der bösartigen Tumoren erfolgt mit drei unterschiedlichen, oft aber kombiniert eingesetzten Therapieverfahren. Im Einzelnen handelt es sich um:

- chirurgische Therapie
- Strahlentherapie
- Chemotherapie.

Auf dem Gebiet der Strahlen- und vor allem der Chemotherapie sind in den letzten Jahren erhebliche Verbesserungen eingeführt worden, mittels derer sich die die neoplastischen Zellen zielgenauer abtöten und die Nebenwirkungen reduzieren lassen.

Seit wenigen Jahren bestehen neuere Therapieansätze, die insbesondere die Kommunikation des Zellstoffwechsels einerseits und die Zellvermehrung andererseits so beeinflussen, dass das Wachstum neoplastischer Zellen beendet wird und die vorhandenen Tumorzellen abgetötet werden können.

2.6
Entwicklungsstörungen (Fehlbildungen)

D Entwicklungsstörungen sind angeborene Veränderungen der Form und/oder der Funktion einzelner Zellen, Gewebe oder Organe, die auf Grund einer gestörten embryonalen Entwicklung zu Stande gekommen sind und außerhalb der normalen Variationsbreite der Spezies (Art) liegen.

Die Veränderungen können betreffen:

- die Struktur oder
- die Funktion bzw.
- beides gemeinsam.

Enwicklungsstörungen (**Embryopathien**) entstehen nur während der Embryogenese, etwa bis Ende des 3. Schwangerschaftsmonats.

Bei allen Störungen, die sich danach im Uterus entwickeln, handelt es sich nicht um Entwicklungsstörungen, sondern um Krankheiten (**Fetopathien**).

2.6.1
Ursachen der Entwicklungsstörungen

Ursachen von Entwicklungsstörungen sind vielfältig und im Einzelfall häufig nicht immer eindeutig zu erkennen.

Erbbedingte Ursachen

Genetisch determinierte, also vor der Befruchtung wirkende Ursachen durch:

- Spontanmutationen
- exogene Schädigung des Genoms (Gesamtheit der Gene in den Chromosomen)
- Pharmakogenetik.

Entwicklungsstörungen entstehen dabei auf Grund einer besonderen Unverträglichkeit mancher Menschen gegen Arzneimittel in Dosierungen, die andere komplikationslos vertragen. Ursachen sind genetisch festgelegte Enzymveränderungen.

Veränderungen an den Chromosomen infolge von Teilungsstörungen

Chromosomenabweichung in Form der Nichttrennung eines Chromosomenpaares (Non-Disjunction):

- Ein entstehendes Tochterindividuum hat ein Chromosom zu viel, also 3 Chromosomen statt eines Paares (**Trisomie**), z. B. Trisomie 21, früher Down-Syndrom.
- Das entstehende Tochterindividuum hat ein Chromosom zu wenig, statt des Paares nur ein Chromosom (**Deletion**), z. B. Turner-Syndrom.

Man unterscheidet nach den Veränderungen an den Chromosomen:

- *Deletion:* Verlust oder Zerstörung von Chromosomen oder Chromosomenteilen
- *Translokation:* Austausch von Chromosomensegmenten innerhalb des gleichen Chromosoms oder zwischen zwei verschiedenen Chromosomen.

Bei diesen Entwicklungsstörungen können Chromosomenaberrationen nachgewiesen werden.

Umweltbedingte Ursachen

Nach der Befruchtung wirkende Ursachen:

- alimentäre Schäden, z. B. bei Vitaminmangel der Mutter
- Sauerstoffmangel, z. B. bei älteren Schwangeren
- Strahlenschäden, z. B. durch Röntgenstrahlen
- Virusinfekte, z. B. Röteln, Mumps, Windpocken
- mechanische Ursachen, z. B. Tubargravidität
- chemische Ursachen, z. B. Pharmaka
- hormonelle Ursachen, zum Teil bei Hypothyreose, bei Diabetes mellitus.

Schwangere werden nur in Ausnahmefällen geröntgt, um Strahlenschäden des Ungeborenen zu vermeiden!

Den Entwicklungsstörungen können zu Grunde liegen:

- eine Hemmung des Entwicklungsablaufs
- eine Steigerung der Entwicklungsvorgänge
- eine Entwicklung an falscher Stelle.

2.6.2
Phasen der Entwicklungsstörung

Entwicklungsstörungen können nur während der Embryonalperiode entstehen **(Abb. 2-15)**. Sie treten grundsätzlich phasenspezifisch auf, das heißt, der Zeitpunkt der Einwirkung des teratogenen Reizes ist für die Art der Fehlbildung von entscheidender Bedeutung.

Je früher der Zeitpunkt liegt, desto schwerer oder umfassender wird die Entwicklungsstörung sein. Es muss aber darauf verwiesen werden, dass auch die Art der Ursache die Erscheinung der Entwicklungsstörung bestimmt.

 Entwicklungsstörungen entstehen phasen- und ursachenspezifisch.

2.6.3
Einteilung der Entwicklungsstörungen

Jedes Organ hat eine Terminationsperiode, die sich durch intensive Differenzierungsvorgänge auszeichnet. Sie wird durch den Terminationspunkt beendet. Der Terminationspunkt ist der späteste Zeitpunkt, bis zu dem ein schädigender Reiz eine bestimmte Fehlbildung auslösen kann **(Tab. 2-2 bis 2-6)**.

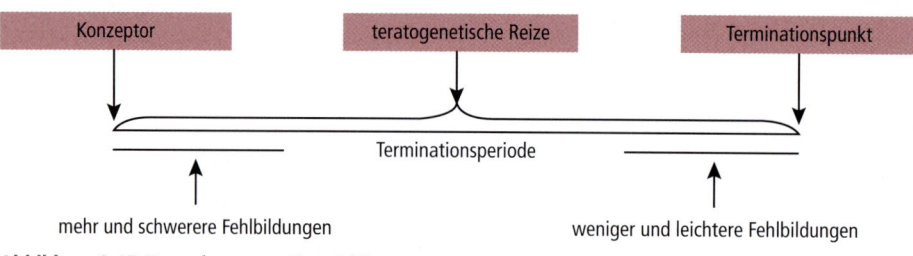

Abbildung 2-15: Entstehung von Entwicklungsstörungen

Tabelle 2-2: Spaltbildungen

Ventrale Spaltbildungen	Dorsale Spaltbildungen
Gesicht:	**Schädel:**
■ Lippen-Kiefer-Gaumen-Spalte (Wolfsrachen, Cheilognathopalatoschisis)	■ Schädeldecke (Kranioschisis, Akranie), verbunden mit:
■ schräge Gesichtsspalte (Meloschisis)	■ Fehlen des Hirns (Anenzephalie)
■ quere Gesichtsspalte (Makrostomie)	■ teilweiser Defekt des Schädels oder Gehirns (Hemiakranie, Hemizephalie)
■ mediane Gesichtsspalte	■ Hirnbruch (Kephalozele)
Rumpf:	**Wirbelsäule:**
■ Thoraxspalte	■ freiliegendes Rückenmark (Rhachischisis)
■ Bauchspalte	■ Spaltwirbel (Spina bifida)
■ Blasenspalte	■ Wucherungen in der Rückenmarksubstanz (Syringomyelie)

Tabelle 2-3: Doppelfehlbildungen

Asymmetrische Doppelfehlbildungen	Symmetrische Doppelfehlbildungen
■ rudimentär entwickeltes Herz (Hemikardius) ■ Fehlbildung ohne Herz (Holokardius) ■ Fehlbildung ohne Gehirn (Holozephalus)	■ eineiige Zwillinge

Tabelle 2-4: Einzelfehlbildungen

Lokalisation	Art der Fehlbildung
Kopf	■ fehlender Unterkiefer (Agnathie) ■ Zyklopie (Einauge) ■ Fehlen des Riechhirns (Archinenzephalie)
Extremitäten	■ Spalthände und -füße (Amelie, Phokomelie, Mikromelie, Peromelie) ■ überzählige Finger und Zehen (Polydaktylie) ■ Verschmelzen beider Beine (Symmelie)
innere Organe	■ angeborener Zwerchfelldefekt ■ Stenosen und Atresien im Magen-Darm-Kanal ■ Stenosen und Atresien der Harnwege, z. B. Zystennieren, Atresie des Ureters
Situs inversus (S. i.)	■ S. i. aller Organe (S. i. totalis) ■ S. i. einiger Organe oder eines Organs (S. i. partialis)

Tabelle 2-5: Zusammenhängende Doppelfehlbildungen

Asymmetrische Doppelfehlbildungen	Symmetrische Doppelfehlbildungen
Befestigung des Parasiten: ■ am Kopf des Autositen (Craniopagus parasiticus) ■ an der Vorderseite (Thoracopagus parasiticus) ■ an der Rückseite (Notomelus) ■ am kaudalen Ende (Sakralparasit) ■ im Körperinneren	■ vollständige Doppelfehlbildung (Duplicitas completa), z. B. siamesische Zwillinge ■ unvollständige Doppelfehlbildung (Duplicitas incompleta)

Tabelle 2-6: Phasen der Entstehung von Entwicklungsstörungen

Entwicklungsphase	Störungen
■ Gametogenese (Entstehung der Gameten und ihre Wanderung bis zur Befruchtung)	Gametopathien
■ Blastogenese (1.–15. Tag der Entwicklung)	Blastopathien
■ Embryogenese (16.–75. Tag der Entwicklung)	Embryopathien
■ Fetogenese (76. Tag bis zur Geburt)	Fetopathien

Lernkontrolle

Worin besteht der Unterschied zwischen Hypertrophie und Hyperplasie?

Wodurch unterscheiden sich reparative und pathologische Regeneration?

Wann kommt es zur reparativen Regeneration?

Wodurch unterscheiden sich Zellen mit post- und mit intermitotischem Wachstum? Nennen Sie ein Beispiel.

Welcher Vorgang führt zur Heilung einer Schnittwunde?

Was verstehen Sie unter autonomem Wachstum?

Nennen Sie Faktoren, die die Prognose einer gutartigen Geschwulst beeinflussen.

Erläutern Sie die wichtigsten Kriterien der Malignität.

Nennen Sie zytologische Kennzeichen einer bösartigen Geschwulst.

Warum ist bei einer Mamma-Amputation auf Grund eines Karzinoms die Entfernung der regionären Lymphknoten wichtig?

Welche Ursachen hat die Anämie bei bösartigen Geschwülsten?

Ordnen Sie folgende Geschwülste nach histogenetischen Gesichtspunkten ein: Basaliom, Adenokarzinom, polymorphzelliges Sarkom, Papillom.

Erläutern Sie den Begriff «Präkanzerose». Nennen Sie ein Beispiel.

Welche exogenen Ursachen bei der Geschwulstentstehung sind Ihnen bekannt?

Erklären Sie das Entstehen einer Geschwulst mit Hilfe eines biologischen Regelkreises.

Welches sind bei Männern und Frauen die jeweils häufigsten Karzinome?

Welche gesundheitserzieherischen Konsequenzen ergeben sich aus der gegenwärtigen Kenntnis über die Geschwülste?

Was verstehen Sie unter Missbildung?

Warum ist eine Missbildung umso schwerer, je früher der fehlbildende Reiz angreift?

Nennen Sie die häufigsten Ursachen für Missbildungen.

Was versteht man unter der Phasenspezifität der Missbildungen?

Was verstehen Sie unter dem teratogenetischen Terminationspunkt?

Welche Chromosomenstörungen können zu Missbildungen führen?

Worin unterscheiden sich Deletion und Trisomie?

Was ist eine Fetopathie?

3 Örtliche und allgemeine Kreislaufstörungen

3.1
Einleitende Bemerkungen

Die Funktionen des Kreislaufs werden durch die folgenden anatomischen und funktionellen Voraussetzungen gewährleistet:

- Herz
- arterielle und venöse Blutgefäße
- Blutgefäße der terminalen Strombahn (Arteriolen, Kapillaren, Venolen)
- Blut
- Nerven, insbesondere Gefäßnerven (Regelung der Lumenweite)
- herz- und gefäßwirksame Hormone
- extravasale Strukturen (Femorezeptoren in der Wand großer Arterien, z. B. Glomus caroticum) und Faktoren (Renin-Angiotensin-Mechanismus).

Die einzelnen Bestandteile bzw. Elemente des Kreislaufs stehen in struktur- und funktionsabhängigen Beziehungen zueinander und werden als Kreislaufsystem zusammengefasst. Dieses System gewährleistet die Lebens- und Funktionsfähigkeit aller Gewebe und des gesamten Organismus. Das bedeutet u. a.:

- Transport von Sauerstoff und Substraten in Organe, Gewebe und Zellen
- Transport von Stoffwechselzwischen- und -endprodukten aus Organen, Geweben und Zellen

- Regulierung des Wärmehaushaltes
- Wahrnehmung mechanischer Funktionen
- Abwehrfunktion.

Störungen können das gesamte System – **allgemeine Kreislaufstörungen** – aber auch Teile des Systems – **örtliche Kreislaufstörungen** – betreffen.

> **!** Örtliche Kreislaufstörungen verursachen allgemeine Kreislaufstörungen, wenn entscheidende Elemente des Kreislaufs in ihrer Funktion schwer wiegende Störungen der Struktur und/oder der Funktion aufweisen.
> Ein akuter Myokardinfarkt ist die Ursache einer örtlichen Kreislaufstörung des Herzens und kann zu einer Herzinsuffizienz führen.

3.2
Örtliche Kreislaufstörungen

Örtliche Kreislaufstörungen beinhalten Veränderungen des Blutgehalts der Gewebe, Organteile oder Organe **(Abb. 3-1)**:

- *Hyperämie:* erhöhter Blutgehalt infolge eines verminderten venösen Abflusses, der zu einer Blutfülle in dem betreffenden Kreislaufabschnitt führt

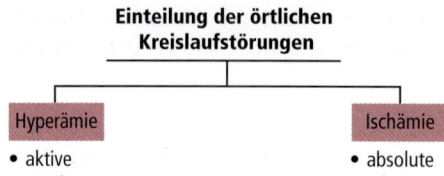

Abbildung 3-1: Örtliche Kreislaufstörungen

- *Ischämie:* erniedrigter Blutgehalt infolge einer verminderten arteriellen Zufuhr, die zu einer Blutleere oder einer Minderdurchblutung eines Kreislaufabschnitts (arterielle Durchblutungsstörung) führt.

3.2.1
Hyperämie

D Hyperämie ist eine örtliche Kreislaufstörung, gekennzeichnet durch erhöhten Blutgehalt im Gewebe, Organ oder Organteil.

Einteilung und Ursachen der Hyperämie
Aktive oder arterielle Hyperämie. Vermehrter arterieller Zustrom (erweiterte Arteriolen) erhöht das Blutvolumen eines Organs bei normalem venösen Abfluss.

Ursachen:

- körperliche und geistige Anstrengung
- Störungen der nervalen Gefäßregulation.

Folgen:

- Stoffwechselaktivierung
- Temperaturerhöhung.

! Aktive Hyperämie ist kein pathologischer Zustand.

Passive oder venöse Hyperämie. Verminderter venöser Abfluss bei normalem arteriellen Zufluss.

Terminale Hyperämie. Störungen der Mikrozirkulation in den Blutgefäßen der terminalen Strombahn, d.h. der Kapillaren sowie der Venolen und Arteriolen.

Ursachen:

- allgemeine Kreislaufstörungen (z.B. Herzinsuffizienz)
- Thromben
- Blutverteilungsstörung innerhalb des Organs infolge unterschiedlicher Kalibervergrößerungen in der terminalen Strombahn (auch **terminale Hyperämie** genannt)
- vergrößerte Lymphknoten, die den venösen Gefäßquerschnitt verkleinern.

Folgen (**Abb. 3-2**):

- Verminderung des venösen Blutstroms
- dadurch Konsistenzvermehrung im betroffenem Organ

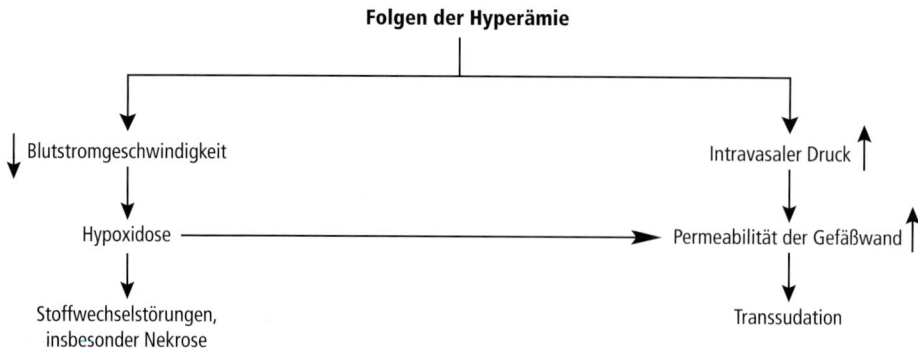

Abbildung 3-2: Folgen der Hyperämie

- im weiteren Verlauf Induration (Verhärtung)
- Atrophie durch Ernährungsstörungen
- Prästase und Stase infolge der terminalen Hyperämie.

3.2.2
Ischämie

D Ischämie ist eine örtliche Kreislaufstörung, gekennzeichnet durch verminderten Blutgehalt im Gewebe, Organ oder Organteil.

Einteilung und Ursachen der Ischämie
Absolute Ischämie. Verschluss der zum Organ führenden Arterie bedingt absolute Blutleere des Gewebes, Organteils oder Organs.

Ursachen:

- Embolus
- verschließender Thrombus
- Gefäßspasmus.

Folge:

- Nekrose (Infarkt).

Relative Ischämie. Missverhältnis zwischen vorhandener und benötigter Blutmenge innerhalb eines Organs.

Bei körperlicher und/oder geistiger Ruhe werden dem Gewebe, Organteil oder Organ für die regelrechte Funktion noch ausreichend Substrat und Sauerstoff angeboten; erst bei Belastung wird das Missverhältnis deutlich.

! Die noch vorhandene Blutmenge, auch eine normale, ist für den gestiegenen aktuellen Bedarf zu gering.

Ursachen:

- stenosierende Arteriosklerose
- Anämie

- erhöhter Bedarf an Substraten und Sauerstoff, z. B. infolge hormoneller Stimulierung.

Folgen:

- unzureichende arterielle Versorgung
- Nekrose.

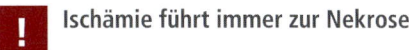

! Ischämie führt immer zur Nekrose.

Ischämisch bedingte Nekrosen werden als **Infarkt** bezeichnet.
Einteilung der Infarkte:

- *anämischer Infarkt:* Ischämie infolge der Drosselung oder des Verschlusses einer funktionellen oder anatomischen Endarterie
- *hämorrhagischer Infarkt:* nur in Organen mit doppelter Blutversorgung (Lunge) oder bei Vorhandensein ausgedehnter arterieller Anastomosen (Darm) möglich. Neben der Ischämie muss eine passive Hyperämie bestehen.

Beispiel:

- embolischer Verschluss eines Astes der A. pulmonalis
- passive Hyperämie der Vv. pulmonales bei Mitralklappenstenose.
- In das ischämische Gebiet fließt über die Aa. bronchiales Blut ein.
- Durch die geschädigte Kapillarwand tritt es in das ischämische Gebiet ein.

3.2.3
Thrombose

D Thrombose bedeutet eine intravasale und intravitale Blutverfestigung.

Ein **Thrombus** ist ein intravital in den Blutgefäßen oder im Herzen entstandenes, fibrinhaltiges Thrombozytenaggregat. Zur Terminologie:

- *intravasal:* gibt den Ort an, demzufolge innerhalb von Blutgefäßen
- *intravital:* gibt den Zeitpunkt an, demzufolge während des Lebens (im Gegensatz: Leichengerinnsel).

> **!** **Die irreversible Thrombozyten-aggregation ist der entscheidende pathogenetische Vorgang bei der Thrombusentstehung.**

Dieser pathogenetische Vorgang **(Abb. 3-3)** ist an eine oder mehrere der folgenden Veränderungen gebunden:

- Gefäßwandveränderungen
- Abnahme der Blutstromgeschwindigkeit und/oder Wirbelbildungen im Blutstrom
- Veränderungen der Blutzusammensetzung (Erhöhung der Viskosität des Blutes).

> **!** **Diese Veränderungen können auch nach Operationen auftreten. Therapie und Krankenpflege müssen die Entstehung eines Thrombus verhindern.**

Das endgültige Aussehen des Thrombus wird durch die Entstehung eines Fibringerüstes, in dessen Lücken sich weitere Blutzellen einlagern, geprägt.

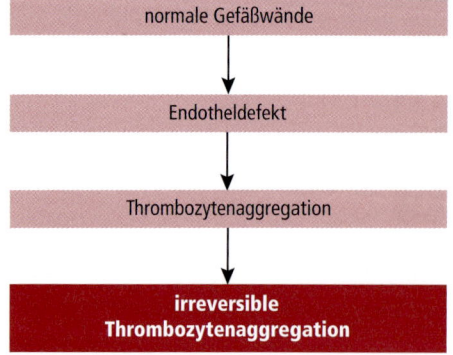

Abbildung 3-3: Entstehung eines Thrombus im strömenden Blut

Einteilung nach der Art des betroffenen Blutgefäßes:

- Thromben in Venen
- Thromben in Kapillaren
- Thromben in Arterien.

Einteilung nach dem Ausmaß des Thrombus:

- lumeneinengende (stenosierende) Thromben
- lumenverschließende (obturierende) Thromben.

Folgen:

- venöse Hyperämie
- Ischämie.

Die Folgen können den Organismus oder den Thrombus selbst betreffen **(Abb. 3-4)**.

3.2.4
Embolie

> **D** **Bei der Embolie werden feste, flüssige und gasförmige Stoffe, die sich im Blut nicht lösen, mit dem Blutstrom transportiert und im Blutgefäß eingekeilt (Abb. 3-5).**

Einteilung nach der Materialqualität des Embolus:

- *Embolie fester Stoffe:* Dies ist die häufigste Form der Embolie und tritt als Folge einer venösen Thrombose auf.
- *Embolie flüssiger Stoffe:* Bedeutsam ist die Fettembolie, die nach Knochenfraktur(en) auftreten kann. Dabei wird Fett im Gebiet der Fraktur in die Kapillaren gesaugt bzw. gepresst, deshalb kapilläre Embolie.
- *Embolie gasförmiger Stoffe:* Folge der Verletzung herznaher Venen, wobei durch Unterdruck der herznahen Gefäße Luft angesaugt wird. Folge unzureichender Entlüftung der Herzkammern nach Herz-Lungen-Maschinen-Operationen.

1. Auflösung des Thrombus durch
   die Wirkung körpereigener Enzyme → vollständige Auflösung

→ teilweise Auflösung

2. Organisation des Thrombus → bindegewebige Umwandlung

→ Verkalkung

3. Kanalisation des Thrombus

4. bakterielle Besiedlung des Thrombus

5. postthrombotisches Syndrom → Ulcus cruris

6. **Embolile**

Abbildung 3-4: Veränderung des Thrombus und Folgen der Nekrose

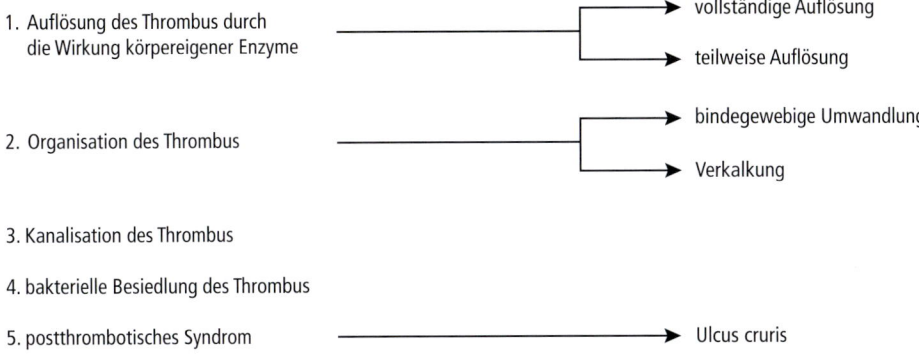

Direkter Weg

Einteilung in
A. pulmonalis
↑
A. und Truncus pulmonalis
↑
rechter Ventrikel
↑
rechter Vorhof
↑
Vena cava inferior
↑
Thrombembolus
↑
Thrombus der V. femoralis

Folgen: → keine

→ Ischämie
↓
Nekrose (Infarkt)
anämisch   hämorrhagisch

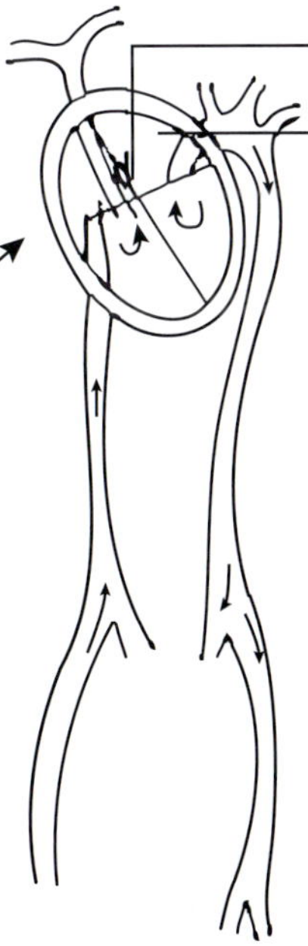

Indirekter Weg

offenes Foramen ovale

linker Herzvorhof
↓
linker Ventrikel
↓
Aorta
↓
Einkeilung in Arterien des
großen Kreislaufs
(Niere, Milz, Gehirn)

Abbildung 3-5: Entstehung einer Embolie

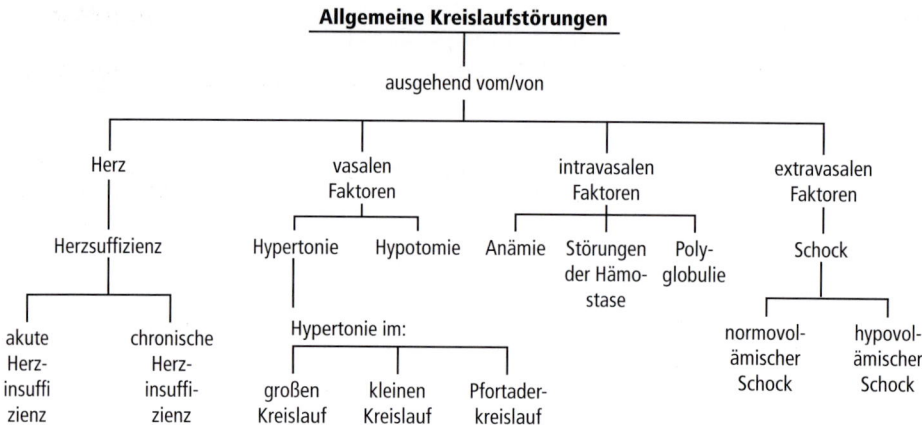

Abbildung 3-6: Einteilung der allgemeinen Kreislaufstörungen

3.3
Allgemeine Kreislauf-störungen

Allgemeine Kreislaufstörungen führen zur unzureichenden Blutversorgung lebenswichtiger Organe.

3.3.1
Vom Herzen ausgehende allgemeine Kreislaufstörungen (Abb. 3-6)

Herzinsuffizienz

D Herzinsuffizienz ist die Unfähigkeit des Myokards, die zur Aufrechterhaltung der Kreislauffunktion notwendige Druck-Volumen-Arbeit (DVA) zu leisten.

Eine Herzinsuffizienz führt zur Verminderung des Herzminutenvolumens (HMV), wodurch die ausreichende Blutversorgung (BV) des Körpers nicht mehr gewährleistet ist:

DVA ↓ → HMV ↓ → BV ↓ → Ischämie und
Hyperämie

Unterscheidung nach der Lokalisation:

- Linksherzinsuffizienz
- Rechtsherzinsuffizienz
- Globalinsuffizienz.

Unterscheidung nach der Pathogenese (**Abb. 3-7**):

- *Energiemangelinsuffizienz* (akute Herzinsuffizienz): Dem Herzmuskel steht die für die Herzarbeit notwendige Energie nicht mehr zu Verfügung.
  - Zu beobachten bei:
    - Herzinfarkt
    - akutem Cor pulmonale
    - hämorrhagischem Schock
    - postoperativem Herzversagen.

Diese Ursachen führen zur Einschränkung der für die Herzarbeit notwendigen Blutversorgung.

- *Energieutilisationsinsuffizienz* (chronische Herzinsuffizienz): Der Herzmuskel ist unfähig, die ausreichend bereitgestellte Energie (ATP) in mechanische Arbeit umzusetzen.

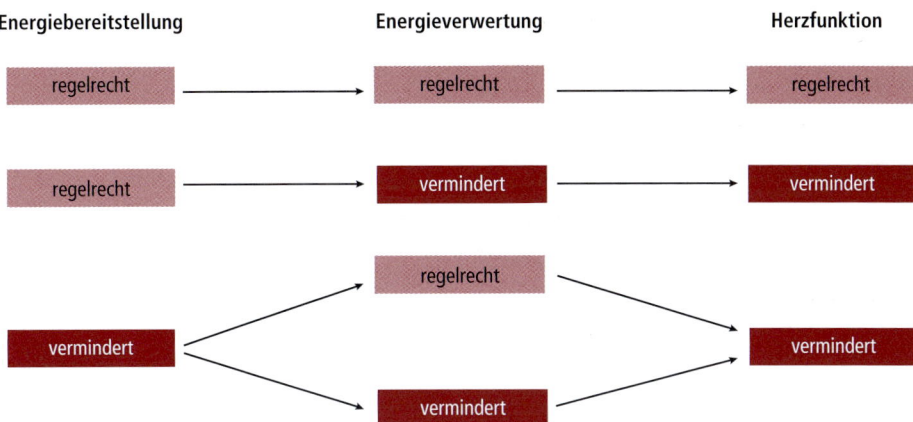

Abbildung 3-7: Übersicht der Entstehung einer Herzinsuffizienz

Zu beobachten bei:

- Herzklappenfehlern
- Hypertonie im großen und kleinen Kreislauf
- entzündlichen Herzmuskelerkrankungen.

Diese Ursachen führen zur Erschwerung des Transports der Kalziumionen in das Myokard (z. B. infolge Hypertrophie), wodurch die Aktivierung der myofibrillären ATPase nicht erfolgt.

Diese Form der Insuffizienz wird jedoch bald von einer Energiemangelinsuffizienz überlagert.

Folgen der Herzinsuffizienz:

- Dilatation der Herzventrikel
- passive Hyperämie (Stauung) im Stromgebiet der vor dem Herzventrikel liegenden Organe
- Mangelversorgung des Organismus mit Blut.

3.3.2
Von vasalen Faktoren ausgehende allgemeine Kreislaufstörungen

3.3.2.1
Hypertonie

 Hypertonie ist die zeitweise oder ständige Erhöhung des systolischen und/oder diastolischen Blutdrucks über den Normwert hinaus.

Normwerte des Blutdrucks bzw. der Werte der Hypertonie:

- normaler Blutdruck: 120/80 mmHg
- hochnormaler Blutdruck: 140/90 mmHg
- manifester Hochdruck (Hypertonie): ab 160/95 mmHg.

Man unterscheidet:

- Hypertonie im großen Kreislauf
- Hypertonie im kleinen Kreislauf
- Hypertonie im Pfortaderkreislauf.

Hypertonie im großen Kreislauf
Normalwerte laut WHO:

- systolisch bis 139 mmHg
- diastolisch bis 89 mmHg.

Essenzielle Hypertonie. Wird auch primäre Hypertonie bzw. Entzügelungshochdruck oder roter Hochdruck genannt.

> **!** **Die essenzielle Hypertonie ist die häufigste Form des Hochdrucks.**

Ursachen sind bis heute unbekannt, stattdessen gibt es verschiedene Theorien zur Entstehung der Hypertonie **(Abb. 3-8)**:

- *reflexogene Theorie:* In den Barorezeptoren der Aorta entsteht infolge morphologischer Veränderungen ein höherer Sollwert der Regelung des Blutdrucks.
- *zentrogene Theorie:* Chronische, die An-

passungsfähigkeit überschreitende Reize führen in bestimmten Großhirnregionen (Hypothalamus) zu länger bestehenden Erregungsherden und verursachen eine veränderte Regelung der Barorezeptoren und somit eine Hypertonie.

Symptomatische Hypertonie. Wird auch sekundäre Hypertonie bzw. Widerstandshochdruck oder blasser Hochdruck genannt.

Die häufigste Form dieser Hypertonie ist die renale Hypertonie, die durch Mangeldurchblutung der Niere entsteht, wobei die Niere im juxtaglomerulären Apparat vermehrt Renin erzeugt **(Abb. 3-9)**:

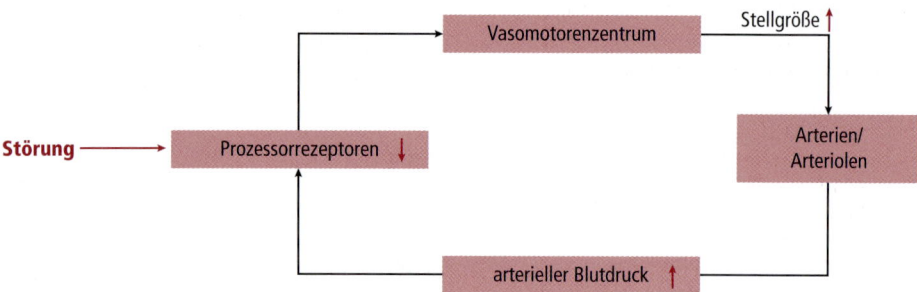

Abbildung 3-8: Entstehung des Bluthochdrucks

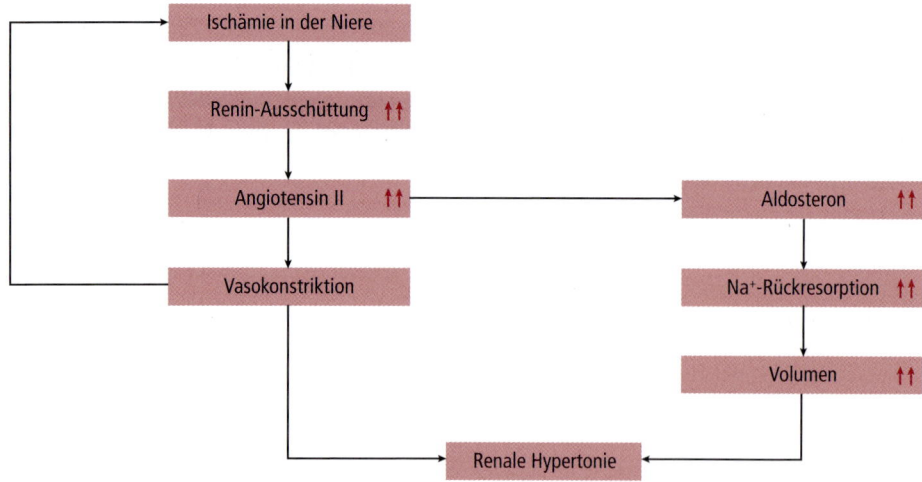

Abbildung 3-9: Entstehung der renalen Hypertonie

- *Renin* bewirkt in der Leber die Entstehung von Angiotensin II, das zur Vasokonstriktion führt.
  - Folge: Erhöhung des Widerstandes in der terminalen Strombahn.
- *Angiotensin II* aktiviert die Nebennierenrinde, sodass vermehrt Aldosteron ausgeschüttet wird.
  - Folge: Gesteigerte Natriumrückresorption und dadurch Wasserretention, die Volumenzunahme führt zur Blutdruckerhöhung.

Weitere Formen der symptomatischen Hypertonie umfassen vor allem endokrin bedingte Formen der Hypertonie.

Folgen der Hypertonie im großen Kreislauf.
Unabhängig von der Art der Hypertonie entstehen immer die gleichen Folgen:

- Herz
  - akute Herzinsuffizienz
  - Hypertrophie (Massenzunahme) der Wand des linken Herzventrikels
  - Myokardinfarkt
- Gehirn
  - Apoplexia cerebri (Hirnmassenblutung infolge Ruptur eines arteriellen Blutgefäßes)
- Arterien
  - Entstehung der Arteriosklerose wird begünstigt
- Nieren
  - Nephrosklerose
  - Urämie.

Häufigste Todesursachen bei Hypertonie im großen Kreislauf sind:

- akute Herzinsuffizienz
- Apoplexia cerebri
- Myokardinfarkt.

Hypertonie im kleinen Kreislauf. Wird auch pulmonale Hypertonie genannt.

Ursachen:

- Erhöhung des peripheren Gefäßwiderstands in der Lunge: Aufgrund pathologischer Veränderungen in der Lunge werden Lungenkapillaren zerstört (z. B. Lungenemphysem), bzw. das Lumen der Gefäße wird eingeengt (z. B. Pulmonalarteriensklerose). Die daraus folgende Abnahme des Gesamtkapillarquerschnitts führt zur Erhöhung des Widerstands.
- Insuffizienz des linken Herzventrikels → allgemeine vom Herzen ausgehende Kreislaufstörungen.

Folgen:

- Dilatation des rechten Herzventrikels
- Hypertrophie (Massenzunahme) der Wand des rechten Herzventrikels mit nachfolgender Dilatation.

Die Folgen sind abhängig vom Grad und von der Dauer der Druckerhöhung im kleinen Kreislauf.

> **!** **Pulmonale Hypertonie bezeichnet man als Cor pulmonale, wenn die Ursache ausschließlich pulmonale Veränderungen sind.**

Hypertonie im Pfortaderkreislauf. Wird auch portale Hypertonie genannt.
Ursachen:

- Einengung der Vena portae
- Strukturveränderungen in der Leber (Leberzirrhose)
- Insuffizienz des rechten Herzens.

Folgen:

- Splenomegalie
- Aszitesbildung
- Ausbildung von Umgehungskreisläufen (z. B. Ösophagusvarizen).

3.3.2.2
Hypotonie

 Hypotonie ist die zeitweilige oder ständige Senkung des systolischen und/oder diastolischen Blutdrucks unter den Normwert.

Ursachen:

- hypotone Kreislaufregulation
- Störung der orthostatischen Regulation
- Herzinsuffizienz und Herzinfarkt
- Hypovolämie.

Man unterscheidet kurzzeitig oder länger einwirkende Ursachen.

Zu den kurzzeitig einwirkenden Ursachen gehört der Schock mit den Kreislaufstörungen der terminalen Strombahn.

Zu den ständig einwirkenden chronischen Ursachen gehören hormonell bedingte, konstitutionell bedingte – die chronische Herzinsuffizienz – und symptomatisch bedingte Ursachen, die mit einer Störung der Regulation der Weite der Blutgefäße, insbesondere der terminalen Strombahn einhergehen, wie sie z. B. bei entzündlichen Erkrankungen auftreten können.

Folgen:

- Hypoxie
- Ödeme.

3.3.2.3
Arteriosklerose

 Arteriosklerose ist eine chronische, mit Verhärtung und Verdickung einhergehende, fortschreitende Erkrankung der Intima der Arterien.

Das morphologische Bild ist durch ein Nebeneinander unterschiedlicher Veränderungen gekennzeichnet **(Abb. 3-10 und 3-11)**:

- *Intimaquaddeln:* beetförmige Einlagerung von Flüssigkeiten und Lipiden in die Intima
- *Plaques:* beetförmige Fibrose, Hyalinose und weitere Einlagerung von Lipiden
- *Atherom:* Erweichung der Plaques mit sekundärer Kalkeinlagerung
- *atheromatöses Geschwür:* oberflächlicher Substanzdefekt des Atheroms mit oder ohne Verkalkung.

Die Ursachen sind weitgehend unbekannt. Bekannt ist:

- Arteriosklerose ist eine Erkrankung, die schon relativ zeitig (kalendarisches Alter) beginnen kann und nicht identisch ist mit den Altersveränderungen der Blutgefäße.
- Ein erhöhter arterieller Blutdruck begünstigt die Entstehung der Arteriosklerose.
- Ein erhöhter Cholesterolgehalt im Blut sowie Veränderungen in der Zusammenset-

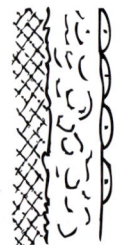
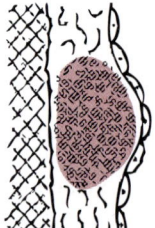
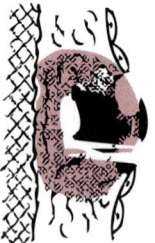
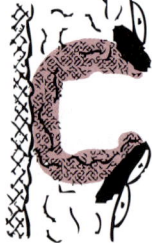

normale Intima   Intimaquaddel   Atherom   Ulkus

Abbildung 3-10: Morphologisches Bild der Arteriosklerose

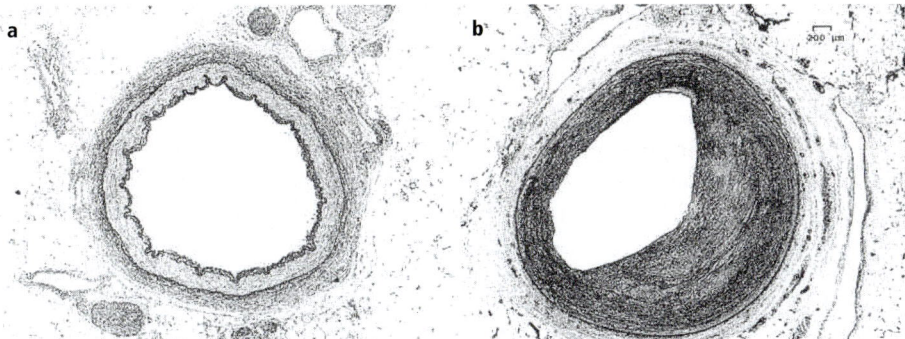

Abbildung 3-11: Veränderungen einer Koronararterie
a) normaler Gefäßquerschnitt; **b)** Stenose mit erheblicher Einengung des Lumens

zung der Lipoproteine fördern die Entstehung der Arteriosklerose.

Allgemein spricht man von einer Polyätiologie der Arteriosklerose. Die Arteriosklerose ist ausschließlich auf die Arterien beschränkt. Man unterscheidet:

- den zentralen Typ, bei dem ausschließlich die Aorta befallen ist
- den peripheren Typ mit bevorzugtem Befall bestimmter Organarterien, wie z.B. Koronararterien.
- Häufig allerdings kommt es zu einem gemeinsamen Auftreten beider Formen.

Folgen:

- Störung und Verminderung der Blutzirkulation und dadurch bedingte Ischämie mit ihren Folgen
- Thromben
- Aneurysmen.

3.3.3
Von intravasalen Faktoren ausgehende allgemeine Kreislaufstörungen

! Veränderungen der Blutmenge, der Blutzusammensetzung und der Blutströmung können allgemeine Kreislaufstörungen verursachen.

Ursachen:

- Anämie
- Polyglobulie
- Störungen der Hämostase.

Störungen der Hämostase

! Körpereigene Blutstillung ist ein physiologischer Vorgang, der den Organismus vor Blutverlust schützt.

Möglichkeiten der Blutstillung bestehen durch:

- Schwellung der Endothelzellen in den Kapillaren
- Engstellung der Blutgefäße
- reversible Thrombozytenaggregation
- Organisation der Thrombozytenaggregation
- Bildung von Fibrin durch Aktivierung des plasmatischen Gerinnungssystems
- Einrollen der Arterienintima eines durchtrennten Blutgefäßes.

Störungen der Blutstillung entstehen durch:

- Bildungsanomalien von Blutbestandteilen
- unzureichende Bildung von Hämostasefaktoren
- gesteigerten Umsatz von Hämostasefaktoren.

Daraus resultieren Blutungsneigung (**hämorrhagische Diathese**) und die Neigung zur Thrombose.

Ursachen einer hämorrhagischen Diathese:

- Störungen der Thrombozyten
  - Thrombozytopenie – verminderte Bildung oder vermehrte Zerstörung von Thrombozyten
  - Thrombozytämie – Vermehrung von Thrombozyten
  - Thrombozytopathie – quantitative und qualitative Störungen der Thrombozytenfunktion
- Gerinnungsstörungen
  - Hämophilie
- Störung der Struktur und/oder Funktion der Blutgefäße
  - Blutgefäßmissbildungen
  - infektiöse, rheumatische und allergische Entzündungen
  - Arzneimittel
  - Serumkrankheit.

Folgen:

- oft unstillbare Blutungen.

Für bestimmte therapeutische Zwecke (Hämodialyse, Herzoperationen) wird durch bestimmte Arzneimittel (Heparin) eine zeitweilige Hemmung bzw. Unterbrechung der Blutgerinnung hervorgerufen, die nach Beendigung der Behandlung durch andere Arzneimittel (Protaminchlorid 1 %) wieder aufgehoben wird.

Durch spezielle Arzneimittel (Acetylsalicylsäure – ASS) wird eine Verminderung der Aggregationsfähigkeit der Thrombozyten herbeigeführt, um damit die Entstehung von Thromben zu verhindern.

Diese Therapie beinhaltet immer die Gefahr von Blutungen und bedarf regelmäßiger Kontrollen der Thrombozytenfunktion.

3.3.4
Von extravasalen Faktoren ausgehende allgemeine Kreislaufstörung – Schock

D Schock ist ein durch allgemeine und örtliche Kreislaufstörungen bedingter dynamischer Zustand, der durch Minderung des Stromzeitvolumens mit nachfolgenden Stoffwechselstörungen gekennzeichnet ist.

Bei den Kreislaufstörungen handelt es sich um:

- allgemeine Kreislaufstörungen:
  - Blutdruckabfall infolge eines Missverhältnisses zwischen der aktuell vorhandenen Blutmenge und der Kapazität des Gefäßsystems
- örtliche Kreislaufstörungen:
  - Hyperämie der terminalen Strombahn.

Bei den Stoffwechselstörungen handelt es sich um Nekrosen infolge von:

- Veränderungen des Säuren-Basen-Haushalts
- Einwirkungen von nicht abgebauten Stoffwechselzwischenprodukten
- Sauerstoffmangel.

Das Missverhältnis von Blutmenge und Gefäßkapazität kann folgende Ursachen haben:

- Blutverlust/Plasmaverlust → **hypovolämischer Schock**
- Dilatation der terminalen Strombahn → **normovolämischer Schock**.

Für die Belange der medizinischen Praxis werden folgende Schockformen unterschieden:

- *hypovolämischer Schock:* durch Blut-, Plasma- und Flüssigkeitsverlust. Im Einzelnen gehören dazu äußere und innere Blutungen, unstillbares Erbrechen, Flüssigkeitsverlust infolge Diarrhoe, extrem gesteigerte

Wundsekretion und ausgedehnte Verbrennungen.

- *normovolämischer Schock*
- *kardiogener Schock:* durch Herzinfarkt, Lungenembolie
- *anaphylaktischer Schock:* durch übersteigerte Mediatorenreaktion, z. B. bei Allergie
- *septischer Schock:* durch massive Infektionen
- *neurogener Schock:* durch Hirntrauma, Hirnblutung und Sonnenstich
- *toxischer Schock:* durch Vergiftungen
- *endokriner Schock:* durch diabetisches Koma.

Ablauf des Schocks:

- *Präschock:* vagotone Schonphase; peripherer Gefäßwiderstand erhöht; Symptome nur flüchtig
- *primärer Schock:* Phase der Zentralisierung (Kompensation), trotz fast normalen Blutdrucks keine ausreichende Gewebsdurchblutung
- *sekundärer Schock:* Phase der Dezentralisierung (Dekompensation), alle Gefäße zeigen ausgeprägte Dilatation.

In der Zentralisationsphase werden Herz, ZNS und die Nieren ausreichend durchblutet. Die lebenswichtigen Funktionen können begrenzt aufrechterhalten werden (max. 6–10 h). Danach kommt es infolge der zunehmenden Hypoxidose zu irreversiblen Stoffwechselstörungen.

3.4
Blutungen (Hämorrhagien)

D   **Hämorrhagie oder Blutung bedeutet den Austritt von Blut in seiner kompletten Zusammensetzung aus den Blutgefäßen oder aus dem Herzen.**

Man unterscheidet arterielle, venöse und kapilläre Blutungen.

Die Einteilung der Blutungen kann nach verschiedenen Gesichtspunkten erfolgen:

- nach der Pathogenese
- nach der Zeitdauer
- nach der Form.

Einteilung nach der Pathogenese:

- *Blutung auf Grund von Kontinuitätsstörungen des Blutgefäßes:* Der Gefäßwanddefekt kann durch äußere Gewalteinwirkung oder pathologisch veränderte Gefäßwände, z. B. bei Varizen, verursacht werden (Haemorrhagia per rhexin – Zerreißungsblutung). Zu diesem Defekt kann es auch durch «Annagen» kommen (Sickerblutung), z. B. beim Ulcus ventriculi (Haemorrhagia per diabrosin – Arrosionsblutung).
- *Blutungen ohne Kontinuitätsstörungen des Blutgefäßes:* Es liegt eine gesteigerte Durchlässigkeit der Gefäßwand bzw. eine gestörte Thrombozytenfunktion vor (Haemorrhagia per diapedesin – Durchtrittsblutung).

Einteilung nach der Dauer:

- akute Blutungen
- chronische Blutungen (Sickerblutungen).

Neben Größe und Schnelligkeit des Blutverlustes spielt die Dauer der Blutung für ihre Gefährlichkeit und das Entstehen eines hypovolämischen Schocks eine wesentliche Rolle.

Einteilung nach der Form:

- *Petechien:* punktförmige Einzelblutungen aus der Haut
- *Purpura:* allgemeine punktförmige Blutungen
- *Ekchymosen:* fleckförmige Blutungen
- *Suffusionen:* flächenhafte Blutungen
- *Hämatom:* Bluterguss nach Blutung in das Gewebe.

Ursachen (nur Ursachenkomplexe):

- Hypertonie, u. U. mit der Folge der Zerreißung eines wandgeschädigten Blutgefäßes (z. B. Apoplexia cerebri)
- Gefäßwandschädigung
  - durch äußere mechanische Einwirkungen
  - durch bösartige Gewächse
  - durch Gefäßwandnekrosen
- erhöhte Permeabilität
  - bei Entzündungen
  - bei Sauerstoffmangel
  - beim Schock
- Störungen der Blutgerinnung, z. B. bei gestörter Thrombozytenfunktion.

Mögliche Folgen:

- Anämie
- Kompression lebenswichtiger Organe
- hypovolämischer Schock
- Tod.

Die Folgen sind abhängig:

- vom Ausmaß
- von der Dauer
- von der Lokalisation der Blutung.

Bei Blutungen müssen alle Maßnahmen der Ersten Hilfe und der Therapie darauf gerichtet sein, körpereigene Schutzmaßnahmen (Gefäßkonstriktion und Blutgerinnung) zu unterstützen und gefährliche Folgen zu vermeiden.

Lernkontrolle

Begründen Sie an Beispielen, dass örtliche Kreislaufstörungen allgemeine Kreislaufstörungen verursachen können.

Welcher Vorgang ist bei der Entstehung eines Thrombus von entscheidender Bedeutung?

Nennen Sie Todesursachen bei Hypertonie im großen Kreislauf.

Erläutern Sie die Entstehung von Ösophagusvarizen.

Erläutern Sie den Mechanismus der Entstehung einer chronischen Herzinsuffizienz.

Was verstehen Sie unter einem Cor pulmonale?

Was ist ein Hämatom?

Welche Arten von Blutungen können bei einer bösartigen Geschwulst entstehen?

Nennen Sie Ursachen einer absoluten Ischämie.

Welche Maßnahmen zur Thromboseprophylaxe würden Sie nach einer Operation oder Entbindung veranlassen?

Kann eine Embolie der A. pulmonalis auch ohne Folgen ablaufen?

Weisen Sie nach, dass die Herzinsuffizienz eine Krankheit ist.

Erläutern Sie die Entstehung der Hypertonie anhand eines Regelkreises.

Bei welcher Erkrankung kann es zur Fettembolie kommen?

Warum kann es bei einer Fettembolie zur Kolliquationsnekrose im Gehirn kommen?

Erklären Sie den Begriff anämischer Infarkt, und nennen Sie ein Beispiel.

Welche pathologischen Veränderungen des Herzmuskels können bei einer essenziellen Hypertonie entstehen?

Warum kann es bei einer schweren Verbrennung zum hypovolämischen Schock kommen?

Begründen Sie, warum die Autotransfusion zur Schockprophylaxe beiträgt.

Weisen sie nach, warum eine Blutung zum Schock führen kann.

Was ist ein Atherom?

Nennen Sie Folgen der Arteriosklerose.

Was bedeutet hämorrhagische Diathese?

Was verstehen Sie unter Hämophilie?

4 Störungen der zellulären Atmung

4.1
Definition und Kommentar

D Unter zellulärer Atmung versteht man die biologische Oxidation in der Zelle, bei der Sauerstoff und Substrate in chemische Energie umgewandelt werden.

Kommentar
Voraussetzungen für die normale O_2-Versorgung der Zellen:

- Reaktion des Atemzentrums auf CO_2-spezifische Rezeptoren
- regelhaft funktionierende Atmungsorgane (Trachea, Bronchien, Alveolen)
- regelhaft funktionierende Diffusion zwischen Lungenalveolen und Lungenkapillaren
- regelrechter Sauerstoff- und Kohlendioxidtransport durch das Blut, der abhängig ist von
  - der Arbeitsleistung des Herzens
  - dem intravasalen Druck
  - der Blutströmung
  - dem Gehalt an Hämoglobin und seiner Bindungskapazität
- normal funktionierende Diffusion zwischen Kapillaren und Zellen
- normale zelluläre Regulation.

Bis zur intrazellulären Sauerstoffverwertung (biologische Oxidation) laufen folgende Teilfunktionen ab (**Abb. 4-1**):

- Gasaustausch in der Lunge
- Diffusion zwischen den Alveolen und den Lungenkapillaren
- Transport mit dem Blut
- Diffusion zwischen Kapillaren und Zellen.

4.2
Ursachen einer gestörten Sauerstoffversorgung

Die Ursachen einer gestörten Sauerstoffversorgung können entsprechend den unterschiedlichen Teilfunktionen in mehreren Bereichen auftreten.

In der atmosphärischen Luft
Senkung des Gesamtluftdrucks führt zur Reduzierung des Sauerstoffanteils der Atemluft, z. B. bei plötzlichem Aufenthalt in größeren Höhen.

Beimengungen von Gasen (z. B. Kohlenmonoxid) zur Atemluft führen zu einem verminderten Sauerstoffangebot und blockieren Hämoglobin (COHb).

In den oberen Atemwegen
Krankhafte Veränderungen in der Nase, im Rachenraum, im Kehlkopf und in den Bronchien können zu Störungen des Gasaustausches führen:

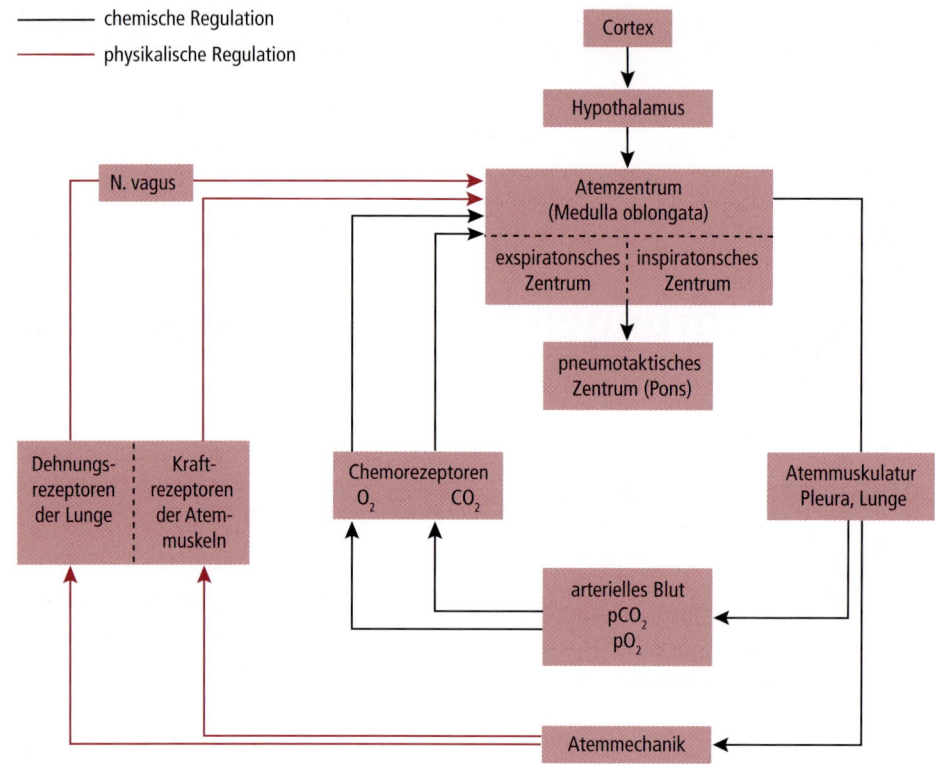

Abbildung 4-1: Regulation der Atmung

- entzündliche Erkrankungen, z. B. Grippe, Bronchitis
- stenosierende bzw. verdrängende Prozesse, z. B. Struma, Geschwülste im Kehlkopf und in den Bronchien
- allergische Erkrankungen, z. B. Asthma bronchiale
- Fremdkörper
- Ödeme der aryepiglottischen Falten, z. B. durch Insektenstich im Gaumen-Rachen-Raum
- Verlegung der Atemwege, z. B. durch Zurückfallen der Zunge bei Bewusstlosigkeit.

! Bewusstlose immer in stabile Seitenlage bringen!

Der Gasaustausch kann auch durch krankhafte Prozesse gestört sein, und zwar:

- der Atmungsmuskulatur,
- des knöchernen Thorax oder
- der Pleura.

In der Lunge

Alveolen können ganz oder teilweise durch ein entzündliches Exsudat, ein Ödem oder durch hyaline Membranen ausgefüllt oder ausgekleidet sein.

Durch Flüssigkeitseinlagerungen bzw. durch Vermehrung des interstitiellen Bindegewebes können die Alveolarsepten verbreitert werden, sodass die Distanz zwischen Alveolarlichtung und Kapillaren verlängert wird und sich die Diffusion verschlechtert.

Durch strukturelle Veränderungen des Interstitiums (Lungenemphysem) können die alveoläre Austauschfläche und die Gesamtzahl der Kapillaren reduziert werden, sodass für den Gasaustausch zwischen Alveolen und Blutgefäßen nicht mehr genügend Kapillaren zur Verfügung stehen.

Eine weitere Ursache ist eine Änderung der Viskosität des Blutes, sodass es bei Zunahme der Viskosität zur Verlangsamung der Blutstromgeschwindigkeit kommt und damit die Sauerstoffabgabe pro Zeiteinheit (z. B. Lungeninfarkt, Lungenembolie) reduziert wird.

Im Kreislauf
- Örtliche Kreislaufstörungen in der Lunge
- allgemeine Kreislaufstörungen
  - Herzinsuffizienz
  - Hyper- und Hypotonie
  - Schock.

Im Blut
- Anämie (z. B. hypochrome Anämie)
- Störungen der Sauerstoffbindungskapazität des Hämoglobins durch andere Stoffe (z. B. durch Kohlenmonoxid)
- Hämoglobinmangel (z. B. nach größeren Blutverlusten).

Im Gewebe
- Verlängerung der Diffusionsstrecke zwischen Kapillaren und Zellen (z. B. Ödem)
- Störungen der Zellmembran
- Veränderung der Anzahl und der Struktur von interzellulären Organzellen (Mitochondrien).

In der Regulation der Atmung
- Verletzungen und Blutungen der Medulla oblongata – Hirnödem
- Verletzungen des Rückenmarks im Halswirbelsäulenbereich.

4.3
Folgen des Sauerstoffmangels

Verminderter Sauerstoffgehalt der Atemluft, pathologische Veränderungen in den Atmungsorganen und Störungen des Gasaustauschs in den Lungen führen zu einem verminderten Sauerstoffgehalt im Blut.

D **Hypoxämie bedeutet einen verminderten Sauerstoffgehalt des Blutes.**

Die Hypoxämie und Störungen des Gasaustauschs an der Zelle sind Ursachen für einen Sauerstoffmangel in der Zelle.

D **Hypoxie bedeutet Sauerstoffmangel in der Zelle.**

Ursachen können eine Hypoxämie und/oder Störungen des Gasaustauschs an der Zelle sein.

Auf Grund der Hypoxämie und der Hypoxie kann es zu einer Störung der Zellatmung kommen. Diesen Zustand bezeichnet man als Hypoxidose.

D **Die Hypoxidose ist eine intrazelluläre Sauerstoffverwertungsstörung.**

Formen der Hypoxidose:

- *hypoxische Hypoxidose:* Die biologische Oxidation ist durch Sauerstoffmangel in der Zelle behindert.
- *histotoxische Hypoxidose:* Die biologische Oxidation ist auf Grund von Vergiftungen der Atmungsenzyme oder anderer Veränderungen gestört, obwohl Sauerstoff in ausreichendem Maße vorliegt.
- *Hypoxidose infolge Substratmangels:* Die biologische Oxidation kann wegen des fehlenden Substrats (Fette, Kohlenhydrate, Eiweiße) nicht stattfinden, obwohl Sauerstoff in ausreichender Menge vorliegt.

Die Folgen der Hypoxidose sind abhängig von:

- der Dauer und der Stärke der Hypoxie
- der Empfindlichkeit der Zelle bzw. des Gewebes (Vulnerabilität der Zelle bzw. des Gewebes)
- dem Funktionszustand der Zelle bzw. des Organs.

Neben anderen strukturellen Veränderungen, wie z. B. der Verfettung, entsteht als Folge des Sauerstoffmangels die **Nekrose.**

Sauerstoffmangel in der perinatalen Periode sowie eine unzureichende Sauerstoffversorgung bei Frühgeborenen kann schon nach kurzer Dauer infolge einer Hypoxidose zu schwer wiegenden Schäden am Gehirn (frühkindlicher Hirnschaden), aber auch zum Tode des Feten bzw. Kindes führen.

Lernkontrolle

Was versteht man unter dem Begriff der Hypoxidose, und welche Formen unterscheiden Sie?

Nennen Sie Ursachen für einen Sauerstoffmangel im Blut.

Nennen Sie Voraussetzungen der zellulären Sauerstoffversorgung.

Was verstehen Sie unter einer Hypoxämie?

Warum können Erkrankungen der Lunge zu Hypoxämie führen?

5 Entzündungen und pathogene Immunphänomene – Schutz- und Abwehrreaktion

5.1
Einleitende Bemerkungen

Nahezu alle Lebewesen sind sporadisch und/oder permanent Krankheitserregern oder anderen schädigenden Stoffen aus der Umwelt ausgesetzt. Um diesen wirkungsvoll begegnen zu können, hat der Organismus verschiedene Abwehrsysteme.

Man unterscheidet die unspezifische von der spezifischen Abwehr. Bei den Vertebraten beruht der spezifische Schutz auf einem Erkennungsmechanismus, der zwischen körpereigenem (selbst) und körperfremdem (nicht selbst) Material unterscheidet und entsprechend reagiert.

> **!** Ohne diese Schutzmechanismen sind Existenz und Entwicklung lebender Materie nicht möglich.

Die Abwehrmechanismen dienen der Erhaltung der Individualität. Diese Aufgabe wird durch das Immunsystem realisiert, wobei es sich um ein spezifisches Abwehrsystem handelt.

Daneben gibt es noch unspezifische Abwehrmechanismen:

- unterschiedliche Konstitution (bestimmte Konstitutionstypen erkranken häufiger)
- mechanische Abwehrmechanismen (Epithelgewebe, Flimmerepithel, Schleim)
- chemische Abwehrmechanismen (Salzsäure des Magensaftes, Milchsäure der Vagina, saurer pH-Wert der Interzellularsubstanz)
- bakterielle Abwehrmechanismen (Bakterienflora des Darms)
- Phagozytose (Aufnahme und Verdauung von Krankheitserregern und anderen Fremdstoffen durch Mikro- und Makrophagen).

Eine besondere Rolle im Komplex der Abwehrmechanismen spielt die Entzündung.

> **!** Die ausgeprägteste unspezifische Abwehrreaktion des Organismus ist die Entzündung.

5.2
Entzündung

5.2.1
Wesen und Begriffsbestimmung

> **D** Entzündung ist die am Gefäßbindegewebe (Histion) nach Einwirkung exogener oder endogener entzündungserregender Reize ablaufende

Reaktion. Es handelt sich um ein in bestimmter Reihenfolge ablaufendes komplexes Geschehen. Im Einzelnen handelt es sich dabei um alterative Veränderungen, Durchblutungsstörungen mit Exsudation und Infiltration sowie proliferativen und resorptiv-phagozytären Vorgängen.

Die Entzündung, auch Inflammatio, war als Krankheitserscheinung schon der Medizin des Altertums bekannt. Erstmalig wurde sie vor 2000 Jahren von Celsus beschrieben.

Bei der Entzündung handelt es sich um einen komplexen physiologischen Abwehrvorgang, der als Folge örtlich angreifender Reize zu einer Reaktion im gesamten Organismus führt. Der entzündungserregende Reiz wirkt primär immer örtlich.

Der Wirkungsort ist das Histion.

Die Reaktion des Organismus ist immer global.

Bei jeder Entzündung ist der gesamte Organismus betroffen.

Kennzeichen der Entzündung

Bei jeder Entzündung lassen sich auf Grund biologischer, funktioneller und morphologischer Veränderungen bestimmte Symptome nachweisen **(Abb. 5-1)**:

- **Rubor** (Rötung): wird durch die örtlichen Kreislaufstörungen im Entzündungsgebiet hervorgerufen.
- **Calor** (Hitze): Mit der örtlichen Kreislaufstörung ist auch eine Veränderung der Blutstromgeschwindigkeit verbunden. Daraus resultiert eine Störung des Wärmehaushalts, die außerdem noch durch den gestörten Stoffwechsel gefördert wird. Tem-

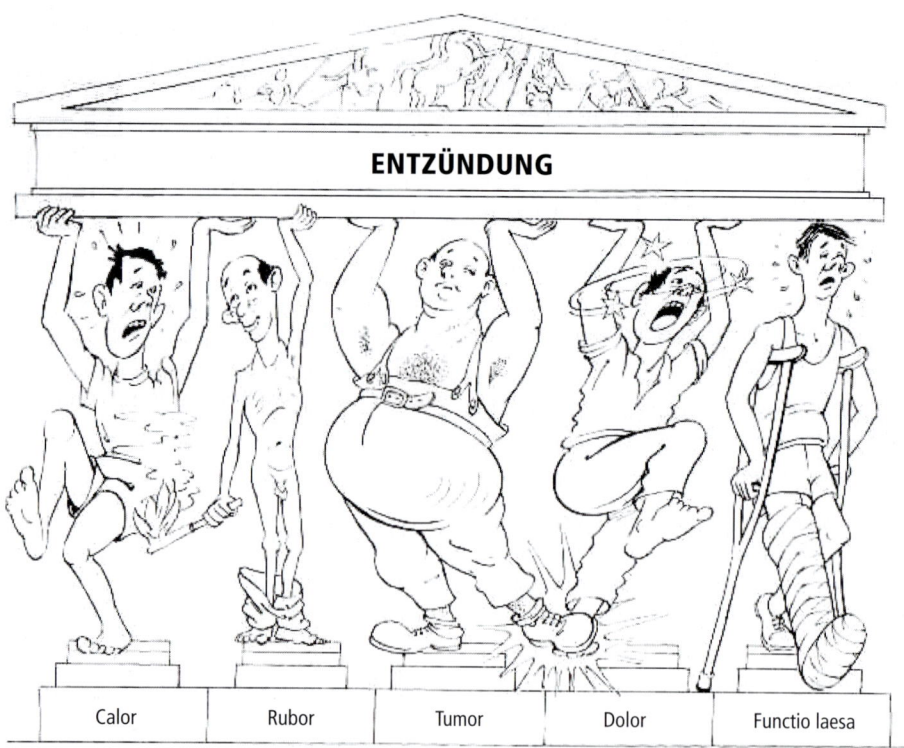

Abbildung 5-1: Kennzeichen der Entzündung

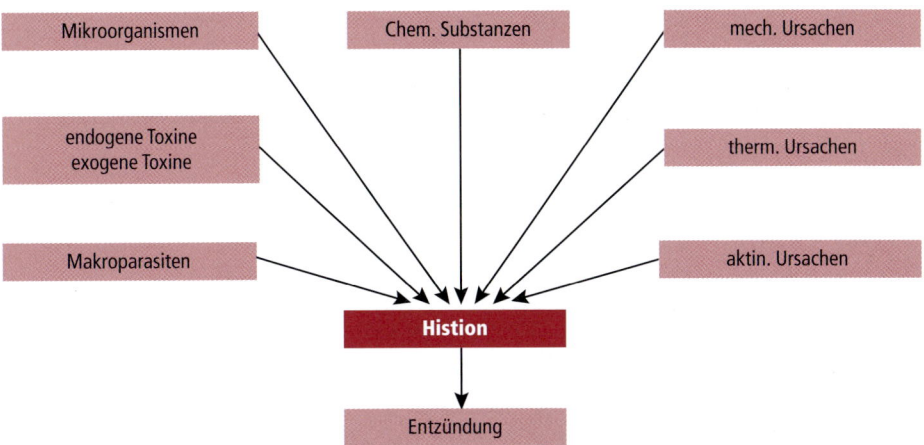

entzündungserregende Ursachen

| Mikroorganismen | Chem. Substanzen | mech. Ursachen |

| endogene Toxine exogene Toxine | | therm. Ursachen |

| Makroparasiten | | aktin. Ursachen |

Histion

Entzündung

Abbildung 5-2: Ursachen der Entzündung

peraturerhöhung ist aber auch als Fieber zu beobachten.

- **Dolor** (Schmerz): entsteht infolge der Kreislaufstörungen und durch bestimmte Stoffe, die bei der Entzündung wirksam werden.
- **Tumor** (Schwellung): entsteht durch Exsudation.
- **Functio laesa** (gestörte Funktion): resultiert aus komplexen Veränderungen.

Die Kennzeichnung einer Entzündung erfolgt durch Anhängen der Endung «-itis» an den Wortstamm des Ausgangsgewebes, -organs oder Organteils.

Beispiele: Myokarditis, Bronchitis, Gastritis, *aber* für die Entzündung des Lungengewebes **Pneumonie**.

Entzündungserregende Reize **(Abb. 5-2)** können sein:

- Mikroorganismen verschiedener Art, z.B. Viren, Bakterien, Pilze
- Makroorganismen, z.B. Protozoen, Würmer
- exogene Toxine werden dem Organismus von außen zugeführt
- endogene Toxine entstehen im Körper, z.B.

als Gewebszerfallsprodukte bei Geschwülsten

- chemische Substanzen, Säuren, Laugen
- mechanische Reize, Reibung, Druck
- thermische Reize, Hitze, Kälte, Infrarotstrahlung
- aktinische Reize, Ultraviolett- und Röntgenstrahlung sowie ionisierende Strahlung.

Alle Ursachen wirken auf das Histion (Gefäßbindegewebe) **(Abb. 5-3)** und lösen dort die Reizbeantwortung aus. Das Histion setzt sich zusammen aus:

- vaskulärem Anteil (terminale Strombahn)
- mesenchymalem Anteil (Lymphozyten, Fibrozyten, Fibroblasten, Histiozyten).

Parenchymstrukturen in der Umgebung des Entzündungsherdes können sekundär mitbetroffen sein.

Durch die Wirkung entzündungserregender Reize entstehen bestimmte Substanzen (Mediatoren), die für die Ausbildung der Entzündungen verantwortlich gemacht werden:

- Proteasen, z.B. Plasmin, Kallikrein
- Polypeptide, z.B. Leukotoxin, Kinine
- Amine, z.B. Histamin, Serotonin.

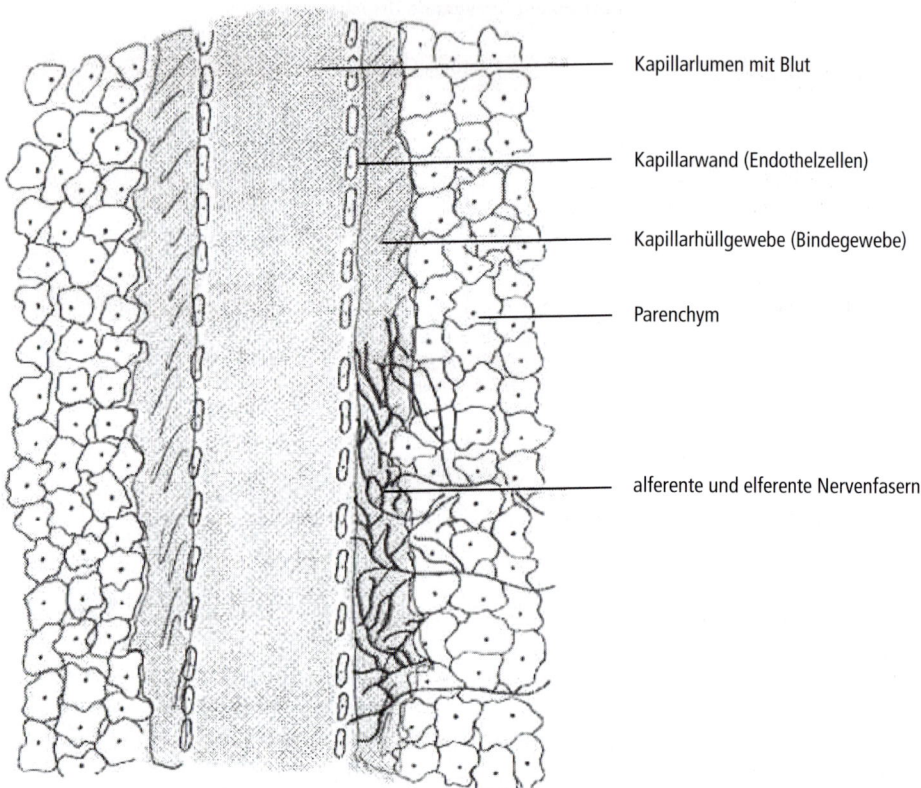

Kapillarlumen mit Blut

Kapillarwand (Endothelzellen)

Kapillarhüllgewebe (Bindegewebe)

Parenchym

alferente und elferente Nervenfasern

Abbildung 5-3: Aufbau eines Histions

Die Substanzen und wahrscheinlich der entzündungserregende Reiz selbst haben folgende Wirkungen:

- Veränderungen der Mikrozirkulation im Sinne einer terminalen Hyperämie
- Veränderungen der Permeabilität einschließlich der Durchlässigkeit der Kapillaren
- Veränderungen des Gefäßbindegewebes, wodurch es zur Vermehrung der im Entzündungsbereich liegenden Zellen kommt.

5.2.2
Ablauf der Entzündung

Die Entzündung verläuft in Phasen, zwischen denen fließende Übergänge zu beobachten sind. Grad und Dauer der einzelnen Phasen hängen von Art und Intensität des entzündungserregenden Reizes sowie von Qualität und Quantität der Reaktion des Organismus ab.

Man unterscheidet drei Phasen **(Abb. 5-4)**:

- alterative Phase
- Phase der Durchblutungsstörung mit Exsudation
- Phase der Proliferation.

Alterative Phase

D Unter Alteration versteht man die durch entzündungserregende Reize bedingten Veränderungen des biochemischen Milieus des Histions.

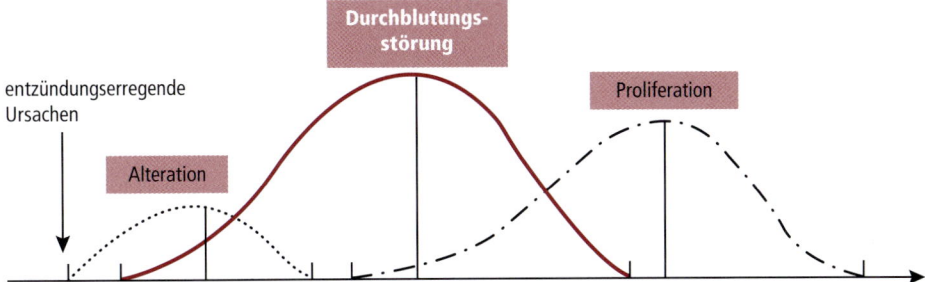

Abbildung 5-4: Phasen der Entzündung

Die alterative Phase ist gekennzeichnet durch:

- Anhäufung von Stoffwechselzwischen- und -endprodukten, die fermentativ bzw. antigen wirken
- Störung der Permeabilität
- Aktivierung des Abwehrsystems im menschlichen Organismus.

Außerdem tritt eine verminderte Sauerstoffversorgung der Zellen auf. In dieser Phase werden die Grundlagen für nachfolgende Veränderungen gelegt.

Phase der Durchblutungsstörung
Hierbei handelt es sich um eine terminale Hyperämie. Infolge der dabei entstehenden Hypoxie kommt es zu einer Schädigung der Kapillarwandzellen. Die Folge davon ist eine erhöhte Durchlässigkeit der Kapillarwand, die zur Exsudation führt.

> **!** Exsudation ist der bevorzugte Austritt von ungeformten Blutbestandteilen (Plasma, Fibrin, deshalb Dichte über 1015) aus der Blutbahn.

Im Exsudat befinden sich häufig Blutzellen.

> **!** Infiltration ist die meist örtlich begrenzte Einlagerung von Blutzellen (Granulozyten, Lymphozyten, Makrophagen, Erythrozyten) zwischen Parenchymzellen oder in das bindegewebige Interstitium.

Phase der Proliferation
Unter Proliferation versteht man eine durch den Organismus regulierte Neubildung mesenchymaler Zellen. In dieser Phase kommt es zu einer weiteren Zellvermehrung mesenchymaler Zellen sowie zur Neubildung von Blutkapillaren. Durch diesen Vorgang werden bei der Entzündung entstandene Defekte durch Granulations- und Narbengewebe ersetzt. Lediglich bei geringem Umfang der Nekrose erfolgt der Ersatz auch durch Parenchym.

> **!** Den vom Organismus kontrollierten Vorgang der mesenchymalen Neubildung bezeichnet man als Proliferation.

5.2.3
Einteilung der Entzündung

Die Einteilung der Entzündung (**Abb. 5-5**) erfolgt entsprechend der Zielfunktion nach verschiedenen Gesichtspunkten. Bei allen drei Formen handelt es sich um typische Entzündungen, bei denen die entsprechende Phase besonders in den Vordergrund tritt. Der Häufigkeit nach haben die exsudativen Formen der Entzündung (**Abb. 5-6**) die größte Bedeutung.

Nach dem klinischen Verlaufsbild
- Akute Entzündung
- chronische Entzündung.

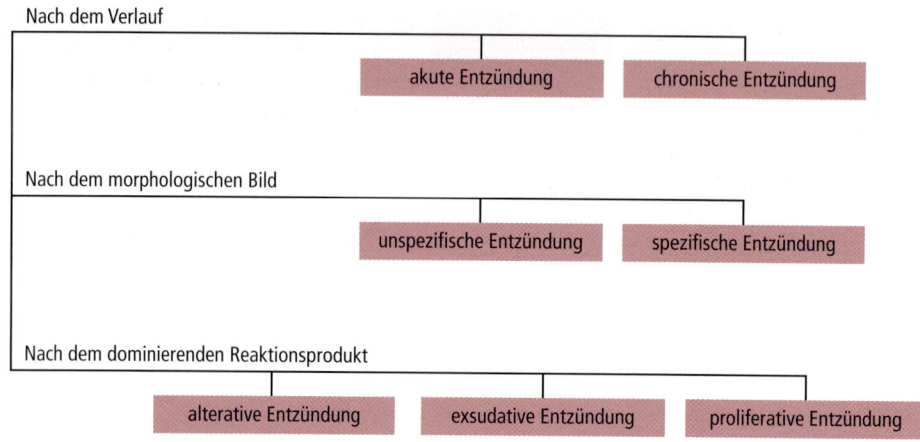

Abbildung 5-5: Einteilung der Entzündung

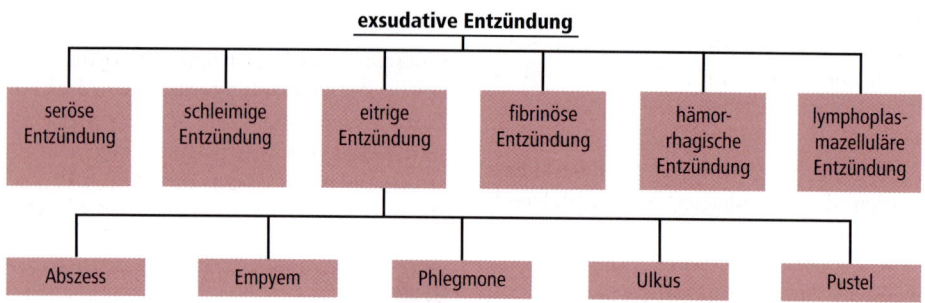

Abbildung 5-6: Einteilung der exsudativen Entzündung

Nach dem morphologischen Bild

- *Unspezifische Entzündungen:* Aus dem unterschiedlichen morphologischen Erscheinungsbild ist kein Rückschluss auf die Ursache möglich.
- *Spezifische Entzündungen:* Sie werden auch als besonders charakterisierte Entzündungen bzw. als infektiöse Granulome bezeichnet. Verschiedene entzündungserregende Ursachen rufen immer das gleiche morphologische Bild des Granuloms hervor. Zu den häufigsten Ursachen zählen:
  - Erreger der Tuberkulose
  - Erreger der Syphilis
  - Erreger des Typhus
  - Erreger des Fleckfiebers.

Nach dem vorhandenen morphologischen Reaktionsprodukt

- Alterative Entzündungen
- exsudative Entzündungen
- proliferative Entzündungen.

5.2.4
Besonders charakterisierte Entzündungen

Die besonders charakterisierten Entzündungen sind durch qualitative Besonderheiten der Gewebsreaktion im Entzündungsgebiet gekennzeichnet und durch entsprechende morphologische Ausprägung charakterisiert.

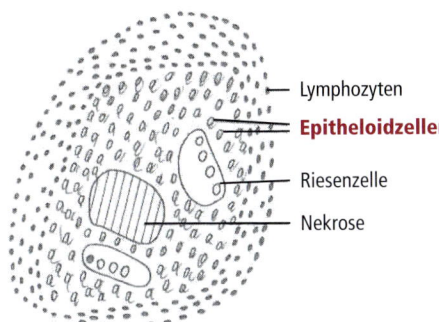

Abbildung 5-7: Aufbau eines Granuloms

Sie werden eingeteilt in:

- granulomatöse Entzündungen
- allergische Entzündungen.

Unter einem Granulom versteht man ein besonders aufgebautes Granulationsgewebe (Abb. 5-7):

- Im Zentrum befindet sich eine mehr oder weniger große Nekrose.
- Um dieses Zentrum ordnen sich bei normaler Abwehr proliferierte Zellen des retikulohistiozytären Systems (RHS). Es handelt

sich um unterschiedliche Zelltypen (z.B. Epitheloidzelle, verschiedenartige Riesenzellen), die aus Retikulumzellen entstehen.

- In der Peripherie des Granuloms sammeln sich vorwiegend Lymphozyten an.

5.2.5
Ausgänge der Entzündung

- Restitutio ad integrum
- Narbenbildung
- chronische Entzündung
- Tod.

5.3
Protektive und pathogene Immunphänomene (Abb. 5-8)

5.3.1
Einleitende Bemerkungen und Wesen der Immunität

Die Individualität hochspezialisierter Lebewesen und die Erhaltung ihrer Gesundheit werden durch sehr unterschiedliche Abwehrmaßnahmen gewährleistet. Die Bandbreite derartiger Abwehrmaßnahmen reicht vom einfachen mechanischen Schutz, wie z.B. bei

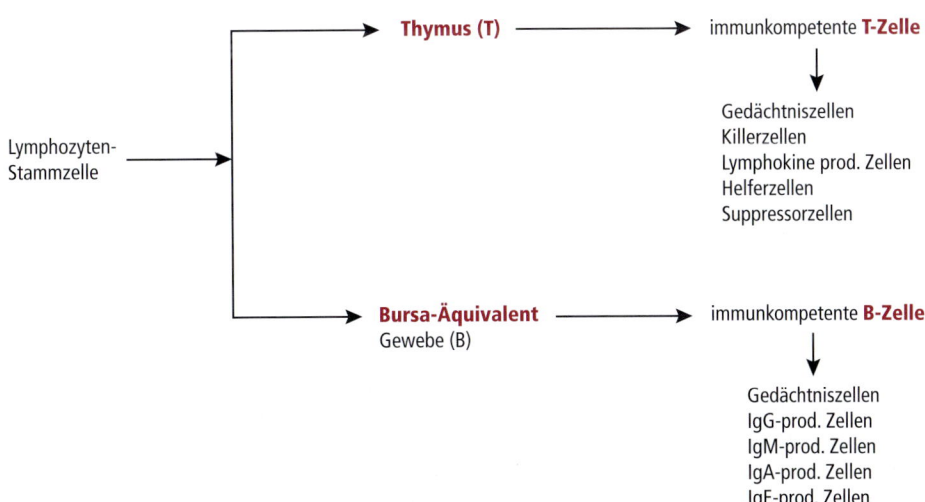

Abbildung 5-8: Entwicklung der T- und B-Lymphozyten

der Haut, über chemische Reaktionen, wie produzierten Schleim, oder die Erzeugung eines bestimmten Gewebsmilieus bis hin zu komplizierten und differenzierten Eiweißreaktionen.

Die Summe dieser während der Entwicklungsgeschichte der Lebewesen entstandenen Systeme bezeichnet man als **protektive Immunphänomene**. Sie dienen ausschließlich dem Schutz der Individualität der Lebewesen.

> **!** **Unter protektiven Immunphänomenen versteht man die Summe aller Maßnahmen, die der Erhaltung und dem Schutz der Individualität eines Lebewesens dienen.**

Überforderungen, aber auch Erkrankungen unterschiedlicher Art können zur Störung dieser protektiven Immunphänomene führen und lösen dann fehlerhafte Abwehrrektionen aus. Derartige Veränderungen werden als **pathogene Immunphänomene** bezeichnet. Sie sind ihrem Charakter nach Krankheiten.

> **!** **Pathogene Immunphänomene sind Veränderungen, die statt der protektiven Wirkung zum Schutz und zum Erhalt der Individualität pathologische immunologische Reaktionen auslösen.**

Im Ergebnis dieser pathogenen Immunphänomene verändert sich die Abwehr des Individuums, und es entsteht eine **Allergie**.

Besondere Formen der pathogenen Immunphänomene stellen jene immunologischen Veränderungen dar, die im Zusammenhang mit der Organtransplantation entstehen können. All diese sehr unterschiedlichen Veränderungen werden unter Bezeichnung **Transplantationspathologie** zusammengefasst.

5.3.2
Protektive Immunphänomene

Die protektive Immunität wird über **Resistenz** und **spezifische Immunantworten** hergestellt.

> **Die Resistenz umfasst die Summe aller phylogenetisch erworbenen unspezifischen Maßnahmen der Abwehr.**

Im Einzelnen gehören dazu:

- physikalische Maßnahmen (mechanischer Schutz durch Haut und Schleimhäute)
- chemische Maßnahmen (Veränderungen des Gewebsmilieus – saurer pH-Wert, Produktion spezieller Substanzen – Schleimproduktion in der Trachea)
- zelluläre Maßnahmen (Zerstörung von Infektionserregern durch Phagozytose oder durch Leukozyten).

Die spezifische Immunantwort beinhaltet folgende Maßnahmen:

- Erkennung von Eiweißstoffen als körperfremd
- Einleitung adäquater Maßnahmen zur Vernichtung der durch Diagnostik als «fremd» klassifizierten Eiweißstoffe
- Vernichtung durch spezialisierte Zellen und/oder durch humorale Reaktionen, z.B. durch die Immunglobuline.

> **D** **Stoffe, die eine immunologische Reaktion auslösen, werden als Antigene bezeichnet.**

- Antigene sind Eiweißstoffe, die vom Organismus als «nicht selbst» erkannt werden.
- Sie können exogener oder endogener Herkunft sein; auch Arzneimittel und Desinfektionsmittel könnten unter bestimmten Bedingungen als Antigene wirksam werden.
- Antigene bewirken eine spezifische Immunantwort. Diese wird durch die Determinanten, d.h. spezifische Gruppen im Anti-

genmolekül, die für die Reaktion mit dem Antikörper verantwortlich sind, hervorgerufen.

- Antigene sind Makromoleküle mit sehr unterschiedlichem Molekulargewicht.
- Ihre chemische Struktur beeinflusst wesentlich ihre antigenen Eigenschaften.

Infolge teilweisen Abbaus des Antigens durch Makrophagen (Phagozytose) kommt es zur Erkennung des Antigencharakters. Bei humoraler Immunität erfolgt eine Informationsübertragung über die Spezifität der Determinanten auf die B-Lymphozyten (immunkompetente Zellen), die ihrerseits nach Umwandlung in Plasmazellen den spezifischen Antikörper bilden, der mit dem Antigen reagiert. Weil dabei nicht alle immunkompetenten Zellen zu Plasmazellen transformiert werden, sind bei einem Antigen-Zweitkontakt Zellen vorhanden (Gedächtniszellen), die sofort eine Antikörperbildung veranlassen können.

Bei zellulärer Immunität kommt es nach teilweisem Abbau durch Makrophagen (Phagozytose, die nicht sicher bewiesen ist) zu einer Reaktion der Antigene mit den T-Lymphozyten und zur Ausbildung einer Immunreaktion. Auch hier werden für einen Antigen-Zweitkontakt Gedächtniszellen bereitgestellt.

Das zu erwartende Ergebnis der Immunantwort ist eine protektive immunologische Reaktion, die einer Immunität entspricht (**Abb. 5-9**).

> **!** **Antikörper, auch Immunglobuline genannt, sind Eiweißkörper, die unter dem Einfluss der Antigene entstehen und mit ihnen spezifisch reagieren.**

Antikörper bestehen aus einem konstanten (C-Region) und einem variablen Teil (V-Region). Chemisch sind beides Glykoproteine mit einem Kohlenhydratanteil von 5 – 15 %.

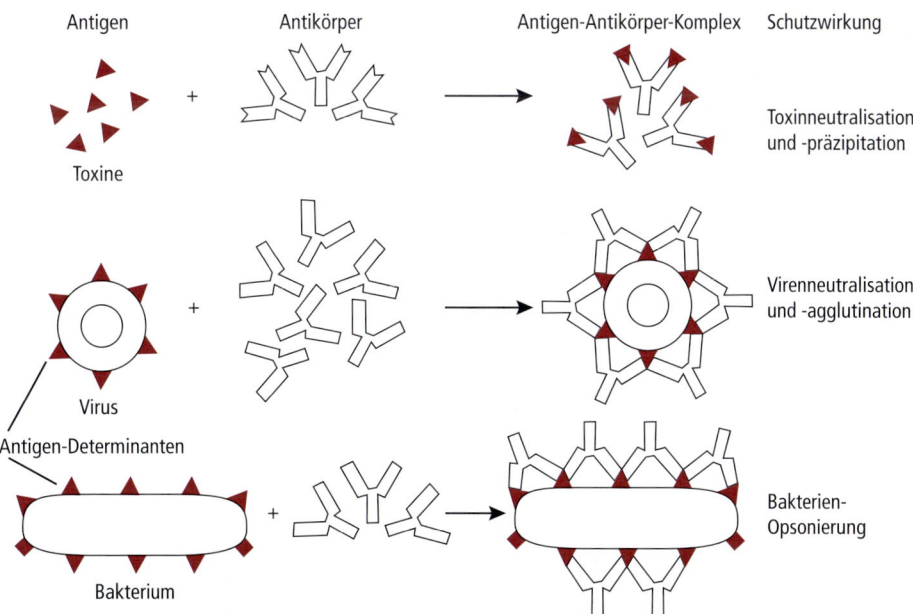

Abbildung 5-9: Protektive Wirkung der Antikörper (Quelle: mod. n. McCance, K. L.; Huether, S. E.: Pathophysiology. Mosby-Year-Book, Inc., 1994)

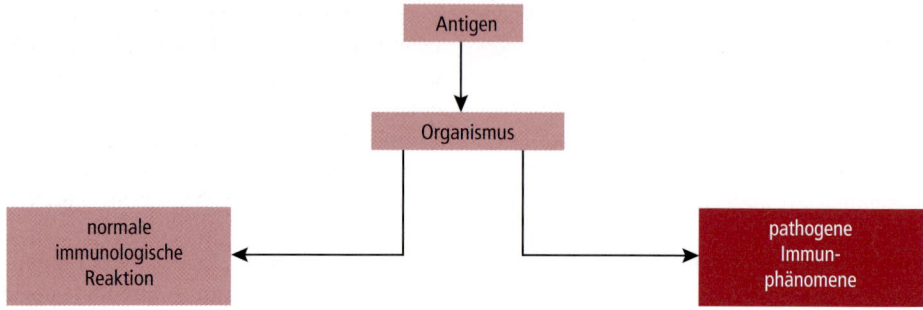

Abbildung 5-10: Ablauf einer Antigenwirkung

Sie bestehen aus mehreren, durch Disulfidbrücken untereinander verbundenen Polypeptidketten und kommen als schwere Ketten («heavy chains») und leichte Ketten («light chains») vor. Der variable Anteil ist der Ort der Antigenbindungsstelle. Die C-Region ist für die Vermittlung biologischer Funktionen verantwortlich. Man unterscheidet folgende Immunglobulinklassen: IgG, IgA, IgM, IgD, IgE.

Die Einteilung erfolgt nach der immunelektrophoretischen Anordnung der Präzipitationslinien.

Die Antigen-Antikörper-Reaktion kann von verschiedener Art sein (**Abb. 5-10**):

- *Agglutination, Präzipitation:* Zusammenballung, Verklebung, Verklumpung, gelöste Antigene werden durch homologe Antikörper (Präzipitine) als Komplex ausgefällt.
- *Lysis:* Auflösung von Bakterien, meist durch spezifische Antikörper (Lysine)
- *Neutralisation:* Unwirksammachen eingedrungener Gifte mit Hilfe von im Körper immunologisch gebildeten Gegengiften.

5.3.3
Pathogene Immunphänomene

Tritt statt der erwarteten Immunität eine für den Organismus ungünstige Wirkung auf oder entstehen dabei sogar krankhafte Zustände, spricht man von einer pathologischen immunologischen Reaktion oder **Allergie**.

D **Allergie ist eine angeborene oder erworbene Änderung der Immunreaktion, die beim zweiten Kontakt mit einem Antigen zu einer pathologischen Immunantwort führen kann.**

Derartige pathogene Immunphänomene können als Ergebnis einer Antigen-Antikörper-Reaktion, aber auch einer Antigen-Immunzellen-Reaktion entstehen.

Eine bestehende Allergie ist im Organismus nicht erkennbar, sondern kann nur durch die Reaktion auf Antigenwirkung erkannt und definiert werden.

Man unterscheidet (**Abb. 5-11**):

- pathogene Immunphänomene vom Soforttyp
- pathogene Immunphänomene vom Spättyp.

Pathogene Immunphänomene vom Soforttyp

Die pathogenen Immunphänomene vom Soforttyp sind durch das Vorhandensein spezifischer Antikörper bedingt. Die pathogenen Phänomene werden erst durch einen Zweitkontakt mit dem Antigen verursacht.

Für das Zustandekommen von pathogenen Immunphänomenen vom Soforttyp müssen folgende Bedingungen erfüllt sein:

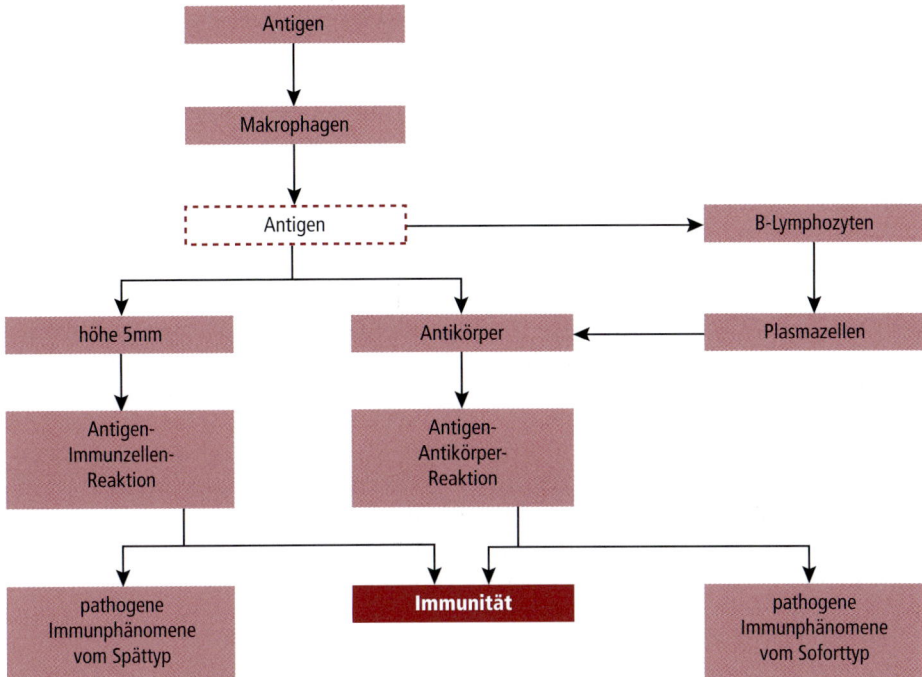

Abbildung 5-11: Möglichkeiten der Antigenabwehr

- Das Antigen muss die Bildung spezifischer Antikörper hervorrufen, die zur Sensibilisierung (Empfindlichmachung) des Organismus führen.
- Zur Bildung einer ausreichenden Menge derartiger Antikörper ist eine bestimmte Zeit, die als Latenzzeit bezeichnet wird, notwendig.
- Die pathogene Reaktion kann nur ausgelöst werden, wenn bei Vorhandensein einer ausreichenden Menge spezifischer Antikörper ein Antigen wirkt, das in seiner Spezifität voll dem ersten Antigen entspricht.

Bei der Entstehung pathogener Immunphänomene vom Soforttyp können drei Phasen unterschieden werden:

1. *Spezifische Phase:* Sie wird durch die Bildung des spezifischen Antikörpers eingeleitet. Nach erneuter Zufuhr des gleichen Antigens kommt es zur Reaktion mit den Antikörpern, womit die Überempfindlichkeit eingeleitet wird.

2. *Unspezifische Phase:* Durch die Antigen-Antikörper-Reaktion entstehen biochemisch wirksame Substanzen, die zu bestimmten Symptomen führen. Es handelt sich um Überträgerstoffe oder Mediatoren, wie Histamin, Serotonin und proteolytische Enzyme.

3. *Phase der Auswirkungen:* Die in den ersten beiden Phasen auftretenden Veränderungen werden im Gewebe nachweisbar und führen zur Krankheit.

Man unterscheidet folgende Reaktionstypen:

- *Typ I, anaphylaktische Reaktionen:* Aufgrund ihrer immunologischen Besonderheiten in den ersten beiden Phasen treten sie sehr schnell auf und sind durch exsudative Vorgänge an der terminalen

Strombahn, Kontraktionen der glatten Muskulatur und gesteigerte Sekretbildung der exokrinen Drüsen gekennzeichnet. Die anaphylaktische Reaktion kann generalisiert oder lokal verlaufen.

- *Typ II, zytotoxische Reaktionen:* Durch die Antigen-Antikörper-Reaktion und durch die Mitwirkung von Mediatoren kommt es zu Zellschädigungen und Zelluntergängen. Bei den Antigenen handelt es sich um Zellen verschiedener Herkunft. Das durch sie hervorgerufene morphologische Bild ist unterschiedlich.
- *Typ III, Antigen-Antikörper-Komplex-Reaktion (Immunkomplexreaktion):* Voraussetzung ist das Vorhandensein von im Blut zirkulierenden Antigen-Antikörper-Komplexen, die an bestimmten Stellen, z.B. in der Niere (Basalmembran des Glomerulums), abgelagert werden können und die Fähigkeit zur Präzipitation besitzen.

Pathogene Immunphänomene vom Spättyp

Die spezifische Überempfindlichkeit entsteht durch die aktive Einwirkung von Antigen und führt zur Bildung spezifischer Immunzellen. Sie tritt erst nach einer bestimmten Zeit auf, wenn genügend spezifische Immunzellen am Reaktionsort vorhanden sind, wobei ein Zweitkontakt mit dem Antigen nicht unbedingt erforderlich ist. Die Symptome der Reaktion sind einheitlicher. Es kommt durch Zellinfiltration zur spezifischen Entzündung. Die Reaktionen des Spättyps laufen in zwei Phasen ab:

- *Spezifische Phase:* In dieser Phase entstehen die spezifischen Immunzellen.
- *Unspezifische Phase:* Es kommt zu morphologisch und/oder funktionell erfassbaren Veränderungen auf Grund der Antigen-Immunzellen-Reaktion.

Im Ergebnis einer gestörten Immunabwehr können auftreten:

- *Autoimmunerkrankungen, z. B. systemische Sklerodermie:* Es handelt sich um eine Erkrankung unbekannter Ätiologie, wobei immunkomplexinduzierte Zell- und/oder Gewebeschäden in verschiedenen Organen auftreten können und damit den Verlauf der Erkrankung prägen.
- *Immunmangelsyndrome:* Sie können als primäre oder sekundäre Form auftreten. Das bekannteste Immunmangelsyndrom ist AIDS («acquired immune deficiency syndrome»). Von dieser Erkrankung weiß man, dass sie durch Retroviren ausgelöst wird, wobei diese die T-Helferzellen zerstören und damit die immunologische Balance derart beeinflussen, dass eine verminderte Resistenz gegen Infektionen durch opportunistische Keime entsteht, die letztlich häufig zum Tode führen.

5.3.4
Transplantationspathologie

Der Erfolg der Transplantation als letzte therapeutische Konsequenz in ansonsten kurativ hoffnungslosen Fällen ist ganz entscheidend von der immunologisch richtigen Auswahl zwischen Spender und Empfänger einerseits und der therapeutischen Beherrschung des an sich unlösbaren Widerspruchs der protektiven Immunphänomene abhängig.

D Transplantation ist die Übertragung von aus ihrer natürlichen Umgebung entfernten lebenden Organen, Organteilen und Geweben an eine andere Stelle im Organismus oder in einen fremden Organismus.

Der therapeutische Erfolg des Transplantats hängt einerseits von der möglichst weit gehenden Übereinstimmung der immunologischen Komponente, der so genannten **Histokompatibilität**, ab und ist andererseits an die ausreichende therapeutische Unterdrückung der protektiven Immunphänomene des Empfängers gebunden.

Auf Grund der ständigen immunologischen Auseinandersetzung zwischen dem Transplantat (vom Organismus als fremd erkanntes Eiweiß) und dem Empfänger ist selbst bei erfolgreichen Organtransplantationen das Auftreten pathogener Immunphänomene nicht zu vermeiden.

Diese Episoden bezeichnet man als Abstoßung bzw. **Rejektionen**.

D Rejektionen sind unterschiedlich strukturierte und zu unterschiedlichen Zeiten auftretende pathogene Immunphänomene.

Entsprechend dem zeitlichen Verlauf nach der Transplantation auftretender pathogener Immunphänomene (Rejektionen) unterscheidet man:

- hyperakute Rejektionen
- akute Rejektionen
- chronische Rejektionen
- Graft-versus-Host-Reaktion.

! Bei der hyperakuten Rejektion kommt es unmittelbar nach der Herstellung der Blutgefäßverbindung zu einer irreversiblen Schädigung des Allotransplantats. Sie führt in jedem Fall zum Verlust des Spenderorgans.

! Bei der akuten Rejektion kommt es innerhalb der ersten Tage nach der Transplantation erstmalig zu einer meist T-zellvermittelten Immunreaktion, es handelt sich um eine zellgebundene Immunreaktion vom Typ IV.

! Bei der chronischen Rejektion handelt es sich um einen schleichend auftretenden immunologischen Prozess der sich an den Blutgefäßen, insbesondere der terminalen Strombahn abspielt und die Entstehung einer Transplantatvaskulopathie (Abb. 5-12) bewirkt.

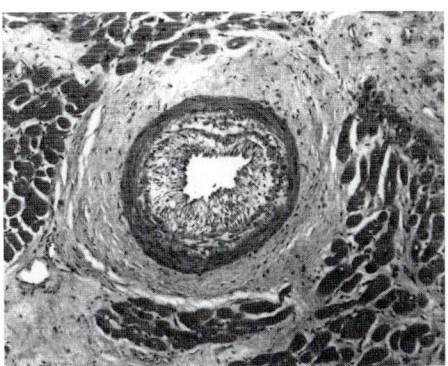

Abbildung 5-12: Transplantatvaskulopathie einer Koronararterie

Gegenwärtig ist dies im späten Verlauf die häufigste Ursache für ein Transplantatversagen.

! Bei der Graft-versus-Host-Reaktion lösen immunkompetente Zellen aus dem Spenderorgan (T-Zellen), im Empfängerorganismus an vielen Stellen zytotoxische Reaktionen aus, die insbesondere Epithelzellen der Haut, der Darmschleimhaut und der Leber vernichten und so ein gefährliches Multiorganversagen hervorrufen.

5.3.5
Bedeutung der Immunphänomene für Diagnostik, Therapie und Prophylaxe

Die unterschiedlichen immunologischen Reaktionen können zu folgenden Ergebnissen führen:

- *Normergie:* normaler, protektiver Ablauf der Reaktion mit Erreichen der Immunität
- *Allergie (Hyperergie):* pathogene Reaktion auf der Grundlage einer Überempfindlichkeit
- *Anergie:* Fehlen einer immunologischen Reaktion.

Die Kenntnisse über die Antigen-Antikörper-Reaktion haben es möglich gemacht, derartige Reaktionen außerhalb des Körpers nach Gewinnung der notwendigen Substanzen durchzuführen und für die Diagnose, Therapie und Prophylaxe zu nutzen.

Beispiele:

- Prüfung der Agglutination zur Bestimmung von Blutgruppen
- Prüfung der Lysis zur Bestimmung des Antistreptolysintiters
- Prüfung der Präzipitation zur Anwendung bei der Meinicke-Reaktion
- Durchführung von Impfungen mit Antigen bzw. Antikörper
- therapeutische Unterdrückung der Immunphänomene bei Zuständen nach Transplantation.

Nach der Art der durchgeführten Impfung erreicht man eine aktive und/oder passive Immunisierung (Abb. 5-13).

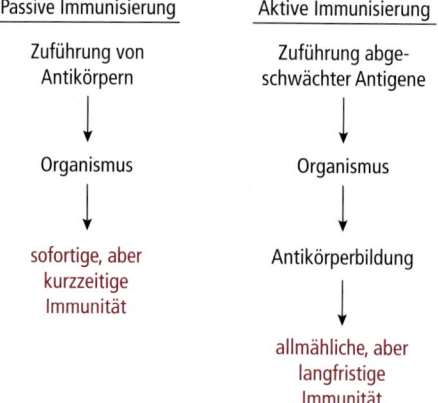

Abbildung 5-13: Formen der Immunisierung

Lernkontrolle

An welcher Stelle greift der entzündungserregende Reiz an?

Welche Kreislaufstörungen kommen bei einer Entzündung vor?

Erklären Sie den Unterschied zwischen Abszess und Empyem.

Schildern Sie den Aufbau eines Tuberkels.

Was versteht man unter einer Exsudation?

Nennen Sie wesentliche Ursachen einer Entzündung.

Was verstehen Sie unter Alteration?

Was sind Mediatoren, und welche Wirkung haben sie?

Warum kommt es nach einem Wespenstich zur Rötung, Schwellung und Schmerz?

Welche Abwehrsysteme stehen dem Organismus gegen schädigende Einflüsse aus der Umwelt zur Verfügung?

Aus welchen Zellen entstehen alle Immunzellen?

Welche Rolle spielen die Makrophagen bei der immunologischen Reaktion?

Was ist ein Antigen?

Worin besteht der Unterschied zwischen passiver und aktiver Immunisierung?

Wie kann der Organismus auf Antigenzufuhr reagieren?

Was verstehen Sie unter Immunität?

Nennen Sie eine Erkrankung, die unter die pathogenen Immunphänomen des Spättyps eingeordnet werden kann.

6 Ödeme

D Unter einem Ödem versteht man eine vermehrte Flüssigkeitsansammlung im extrakapillären Raum.

Ödeme sind das Ergebnis von Bilanzstörungen des Wasserhaushalts, sodass an bestimmten Stellen des Organismus mehr Flüssigkeit vorhanden ist, als der Norm entspricht. Diese Stellen befinden sich ausschließlich extrakapillär, sodass diese vermehrte Flüssigkeit sowohl extra- als auch intrazellulär nachzuweisen ist.

Die Ursachen dieser Bilanzstörung sind vielfältig, bezüglich ihrer Pathogenese jedoch stets auf eine Transsudation oder eine Exsudation zurückzuführen.

6.1 Einteilung der Ödeme

Hämodynamisches, Stauungs- oder kardiales Ödem

Durch eine Herzinsuffizienz ist der Blutdruck im venösen Teil der terminalen Strombahn höher als der kolloidosmotische Druck. Der dadurch verminderte Rückstrom der Flüssigkeit in das Blutgefäß führt zu einer steigenden Flüssigkeitsansammlung im Gewebe (Transsudat – eiweißarme Flüssigkeit, deshalb spezifisches Gewicht kleiner als 1015).

Ursächlich spielt hier auch die Hypoxidose der Kapillarwandzellen eine große Rolle, weil dadurch eine erhöhte Permeabilität auftritt.

Onkotisches Ödem

Das onkotische Ödem wird auch als hypoproteinämisches, Hunger- oder Mangelödem bezeichnet. Eine Verminderung der Bluteiweiße – besonders der Albumine – führt zu einer Senkung des kolloidosmotischen Drucks, wobei der Blutdruck im Normbereich bleibt. Dadurch erfolgt ein ungenügender Rücktransport der im Gewebe vorhandenen Flüssigkeit.

Diese Form des Ödems tritt auf bei:

- Hunger
- erhöhter Albuminausscheidung infolge Nierenerkrankungen (renales Ödem) und
- verminderter Albuminproduktion infolge eines Leberschadens.
- Bei der intrahepatisch bedingten portalen Hypertonie entsteht auf diese Weise der Aszites.

Entzündliches Ödem

Auf Grund der toxischen Wirkung der entzündungserregenden Reize und/oder des Einflusses der bei der Entzündung entstehenden Substanzen (z. B. Histamin) auf die Kapillaren kommt es zu einer erhöhten Permeabilität und damit zu einem vermehrten Flüssigkeitsaustritt, es handelt sich um eine Exsudation.

Chemisch-toxisches Ödem

Verschiedene Gifte und chemische Substanzen wirken ebenfalls auf die Gefäßwand und rufen eine Erhöhung der Permeabilität hervor.

Solche Substanzen sind z. B.:

- harnpflichtige Substanzen (Harnstoff bei der Urämie)
- chemische Gifte.

Allergisches oder angioneurotisches Ödem

Auf Grund einer veränderten Reaktionslage wird das Zusammenwirken der Gefäßnerven und der terminalen Strombahn gestört und dadurch ein erhöhter Flüssigkeitsaustritt verursacht.

6.2
Ursachen der Ödeme (Abb. 6-1)

6.3
Folgen der Ödeme

Die Folgen sind abhängig von der:

- Lokalisation und
- Zeitdauer.

Beispiele:

- Hirnödem → Tod durch Druck auf lebenswichtige Zentren, wie z. B. das Atemzentrum
- Ödem der aryepiglottischen Falten → Erstickung.

Besteht ein Ödem längere Zeit, so kann es durch bindegewebige Organisation zur Verhärtung des Gewebes bzw. des Organs kommen (z. B. chronische Lungenstauung).

Lernkontrolle

Was verstehen Sie unter einem Transsudat?

Wie können Ödeme im Bereich der Unterschenkel entstehen?

Beschreiben Sie ein onkotisches Ödem.

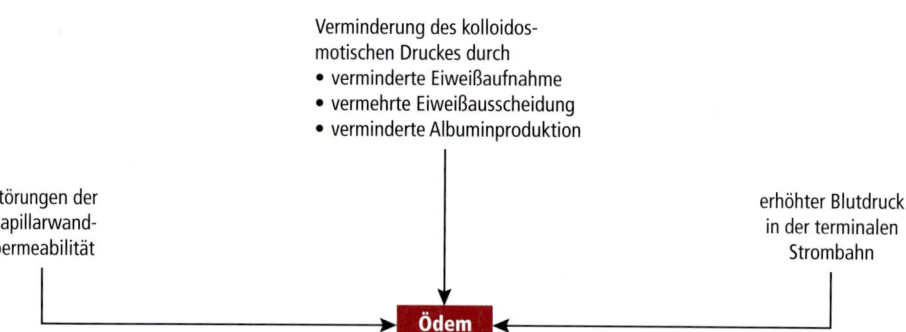

Verminderung des kolloidosmotischen Druckes durch
- verminderte Eiweißaufnahme
- vermehrte Eiweißausscheidung
- verminderte Albuminproduktion

Störungen der Kapillarwandpermeabilität

erhöhter Blutdruck in der terminalen Strombahn

Ödem

Abbildung 6-1: Entstehung eines Ödems

7 Langlebigkeit und Pathologie

7.1 Einleitende Bemerkungen

Langlebigkeit ist eine essentielle Voraussetzung für biologisches Altern, deshalb ist die Kenntnis der Pathologie der Langlebigkeit Bedingung dafür, dass Altern als obligater Vorgang jeder bekannten Materie eintreten kann.

Das Erscheinungsbild des Alterns ist allgemein bekannt.

Eine umfassende Begriffsbestimmung des Alterns ist schwierig.

Eine Analyse und Beurteilung ätiologischer und pathogenetischer Faktoren ist nach wie vor spekulativ.

Durch bewusste Nutzung der Kenntnisse der medizinischen Wissenschaft steigen die Lebenserwartung und damit die Langlebigkeit ständig an.

Ursachen dafür sind:

- ständige Verbesserung der Arbeits- und Lebensbedingungen
- verbesserte medizinische Betreuung.

Gegenwärtig beträgt die mittlere Lebenserwartung eines Neugeborenen zwischen 75 und 80 Jahren (Tab. 7-1). Es ist zu erwarten, dass sie sich in den nächsten Jahren weiter erhöhen wird.

Gegenwärtig befinden sich in Deutschland mehr als 20 % der Bevölkerung im Rentenalter. Dieser Anteil wird weiter steigen.

Diese Tatsachen zwingen zu einer stärkeren Beschäftigung mit den biologischen Vorgängen und sozialen Problemen im höheren Lebensalter.

Schlussfolgerungen aus den theoretischen Erkenntnissen für die praktische Medizin sind die logische Konsequenz. Folgende Disziplinen sind dabei einzubeziehen:

- Gerontologie (Altersforschung)
- Geriatrie (Lehre von den Krankheiten im Alter)
- Gerohygiene (Hygiene des höheren Lebensalters).

7.2 Wesen des Alterns und Definition des Alters

Der Begriff «Altern» wird zurzeit nicht einheitlich verwandt.

D Altern des Organismus ist die Folge von Funktionsverlusten der Organe infolge von Veränderungen in den Zellen. Altern ist aber auch die wahrnehmbare Verminderung der physischen und psychischen Leistungsfähigkeit, die sich in Gestalt, Aussehen und Verhalten äußert.

Tabelle 7-1: Durchschnittliche Lebenserwartung zum Zeitpunkt der Geburt (2002) in ausgewählten europäischen Ländern (Quelle: mod. n. Weiland, St. K.; Rapp, K.; Klenk, J.; Keil, U.: Zunahme der Lebenserwartung. Dtsch. Ärztebl. 103 (2006) 16: B905–B910)

Land	Männer [Jahre]	Land	Frauen [Jahre]
Island	78,4	Frankreich	83,5
Schweden	78,0	Spanien	83,0
Italien	76,8	Schweden	82,6
Österreich	76,4	Italien	82,5
Spanien	76,1	Österreich	82,2
Frankreich	75,9	Island	81,8
Großbritannien	75,8	**Deutschland**	**81,6**
Deutschland	**75,6**	Großbritannien	80,5
Tschechische Republik	72,4	Tschechische Republik	79,0
Polen	70,6	Polen	78,7

! **Von wesentlicher Bedeutung ist folgende Feststellung: Altern ist ein sich ständig vollziehender Prozess, während Alter durch einen jeweils definierten Zustand gekennzeichnet ist.**

Altern ist obligater Bestandteil des Lebens mehrzelliger Organismen. Strukturelle und funktionelle Veränderungen führen zu einer quantitativ und qualitativ anderen Beziehung zwischen Organismus und Umwelt. Das bedeutet, dass dadurch eine veränderte biologische Norm auftritt, weil Altern ein biologischer Grundvorgang eines gesunden Organismus ist.

Außerdem werden darunter verstanden:

■ das kalendarische Alter, d. h. die von einem Menschen durchlaufenen verschiedenen Lebensphasen **(Abb. 7-1)** wie Geburt, Wachstum und Entwicklung, Pubertät, mittleres, höheres und hohes Erwachsenenalter
■ die biologischen Veränderungen, die be-

reits mit der Konzeption beginnen und mit dem Tod enden
■ im allgemeinen Sprachgebrauch jene Veränderungen, die nach Erreichen des Leistungsmaximums beginnen und mit einer fortschreitenden Leistungseinschränkung einhergehen.

Die Alternsvorgänge werden im Wesentlichen bestimmt durch:

■ das Ausmaß und die Intensität der Alternsvorgänge selbst, die sowohl von inneren, im Organismus angesiedelten Bedingungen als auch von äußeren Ursachen, wie Ernährung, chronische, physische und psychische Überlastung, beeinflusst werden
■ die mit dem Lebensalter zunehmende Wahrscheinlichkeit zu erkranken, wobei besonders chronische Erkrankungen im Vordergrund stehen.

! **Altern ist ein biologisches Grundphänomen und nicht Ausdruck und Ergebnis krankhafter Prozesse.**

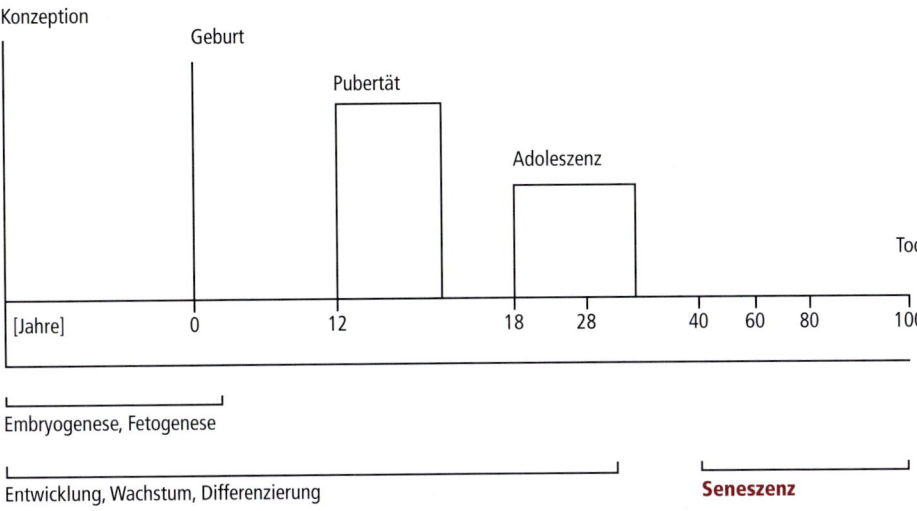

Abbildung 7-1: Darstellung der Lebensphasen

Zurzeit sind die Kenntnisse über die Prozesse des Alterns noch unvollständig und nicht in jedem Fall gesichert. Aus praktischen Gründen der speziellen medizinischen Versorgung von Menschen im höheren Lebensalter wird folgende Arbeitsdefinition gegeben:

> **D** Unter «Altern» versteht man die Summe jener Veränderungen der Struktur und Funktion, die nach Abschluss von Wachstum und Differenzierung beginnen und mit dem Tod enden.

7.3
Morphologische und funktionelle Veränderungen im höheren Lebensalter

7.3.1
Morphologische und funktionelle Veränderungen der Zellen, Gewebe und Organe

Gegenwärtig ist noch nicht eindeutig geklärt, ob mit dem Altern eine «neue» Qualität der Struktur und Funktion auftritt oder ob es sich im Wesentlichen um quantitative Veränderungen handelt. Deshalb werden nachfolgend im höheren Lebensalter auftretende morphologische Veränderungen **(Abb. 7-2)** genannt, ohne die Frage ihrer Spezifik beantworten zu können.

An den Zellen
Veränderung der Zellen:
- Verminderung ihrer Anzahl, insbesondere bei intermitotischen Zellen
- Atrophie der Zellen durch Inaktivität, insbesondere der Zellen des Endokriniums.

Änderung der Zytoarchitektur, Reduktion der Anzahl verschiedener Zellorganellen, wie:
- endoplasmatisches Retikulum
- Ribosomen.

Umwandlung zellulärer Organellen, wie:
- vesikuläre Umwandlung des endoplasmatischen Retikulums
- Degeneration von Mitochondrien.

Änderung der Zusammensetzung des Organismus durch Bildung und Speicherung von für das Alter möglicherweise typischen Stoffen, wie:

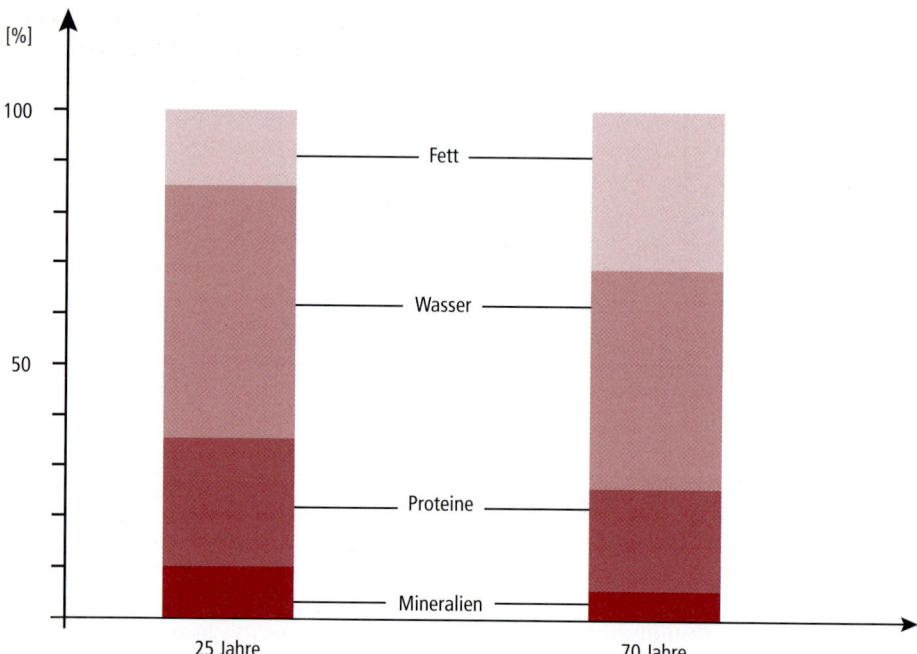

Abbildung 7-2: Veränderung der Körpersubstanz im Alter

- Lipofuszin
- Amyloid.

An den Geweben

Durch die im Gewebe auftretenden Veränderungen werden Elastizität und Beweglichkeit des gesamten Organismus vermindert (alterstypisches Bewegungsverhalten):

- relative, aber auch absolute Zunahme kollagener Fasern
- Änderung der Zusammensetzung des Knorpelgewebes
- Verlust elastischer Fasern
- zunehmend auftretende Osteoporose
- zunehmender Flüssigkeitsverlust.

An Organen

Gehirn:

- Das Hirngewicht bleibt beim Gesunden bis in die 7. Lebensdekade konstant, um sich dann um 10–20 % zu vermindern. Die Anzahl der Ganglienzellen bleibt bis zu

diesem Zeitpunkt konstant, vorausgesetzt, dass keine wesentliche Arteriosklerose vorliegt.

- Alternsveränderungen des Gehirns bedingen das altersspezifische psychologische Reaktionsmuster.

Herz:

- Nach Abschluss der Entwicklung nimmt die Herzmasse, wenn auch geringförmig, aber stetig zu (etwa 5 g/Jahr). Diese Massezunahme ist durch Hypertrophie der Herzmuskelzellen bedingt, wobei sich auch die Zusammensetzung ändern kann. Hinzu kommt eine Zunahme der kollagenen Fasern im Interstitium.

Gefäße:

- Verdickung der Intima und Elastizitätsverlust und dadurch Begünstigung der Entstehung sowie des Fortschreitens der Arteriosklerose

- Verminderung der Permeabilität der Kapillaren.

Lunge:
- Die mit dem Lebensalter auftretenden Veränderungen kann man am besten mit dem Begriff «Altersemphysem» charakterisieren. Sie führen zu einer Verminderung der Vitalkapazität und einer dadurch bedingten Verminderung des respiratorischen Reservevolumens.
- Sinnesorgane.

Augen:
- Alterssichtigkeit (Presbyopie) beim Betrachten nahe gelegener Gegenstände
- gehäuft auftretende Netzhautablösungen und Glaukome, Verminderung der Tränensekretion infolge seniler Atrophie der Tränendrüsen
- seniler Enophthalmus.

Gehör:
- Schwerhörigkeit.

7.3.2
Altern des Gesamtorganismus

Das Altern des Gesamtorganismus ist das Ergebnis des Alterns seiner Bestandteile.

Da Veränderungen alternder Zellen, Gewebe und Organe unterschiedlich stark ausgeprägt sein können und nicht zur gleichen Zeit ablaufen, resultieren bestimmte Schlussfolgerungen:

- Die Alternsvorgänge im Gesamtorganismus bestimmen entscheidend die Lebenserwartung.
- Durch die Alternsveränderungen des Gesamtorganismus nimmt dessen Fähigkeit zur Adaptation ab. Diese Reduktion der Adaptationsfähigkeit bezieht sich sowohl auf das Ausmaß als auch auf die Geschwindigkeit.
- Die biologische und soziale Umwelt beeinflussen das Ausmaß und die Geschwindigkeit von Alternsvorgängen.

Zwischen körperlicher Aktivität und Leistungsfähigkeit älterer Menschen besteht ein enger Zusammenhang.

Zusammenhang zwischen Alter und Leistung

Auch im höheren Lebensalter ist der Körper trainierbar durch:

- altersadäquaten Sport
- altersadäquate geistige Tätigkeit
- gesellschaftliche und soziale Aufgaben
- aktive kulturelle Tätigkeit
- gesunde Lebensweise.

Besonders gut trainierbar sind:

- Stütz- und Bewegungsapparat
- Herz-Kreislauf-System (die Herz-Kreislauf-Leistung eines trainierten 60-jährigen Organismus ist so groß wie die eines untrainierten 40-jährigen)
- Atmungssystem
- ZNS
- Stoffwechselsystem.

7.4
Altern und Krankheit

Im höheren Lebensalter treten gehäuft Krankheiten auf (**Abb. 7-3**). Sie sind u.a. durch einen chronischen Verlauf und durch weniger charakteristische Symptome gekennzeichnet. Außerdem werden verschiedene chronische Krankheiten gleichzeitig beobachtet. Folgende Krankheiten manifestieren sich besonders im höheren Lebensalter:

- Hypertonie
- Lungenemphysem
- Arteriosklerose
- Pneumonie
- Diabetes mellitus
- Osteoporose
- Geschwülste
- Arthrosen.

Es gibt keine spezifischen Alterserkrankungen, sondern nur eine Altersdisposition. Das

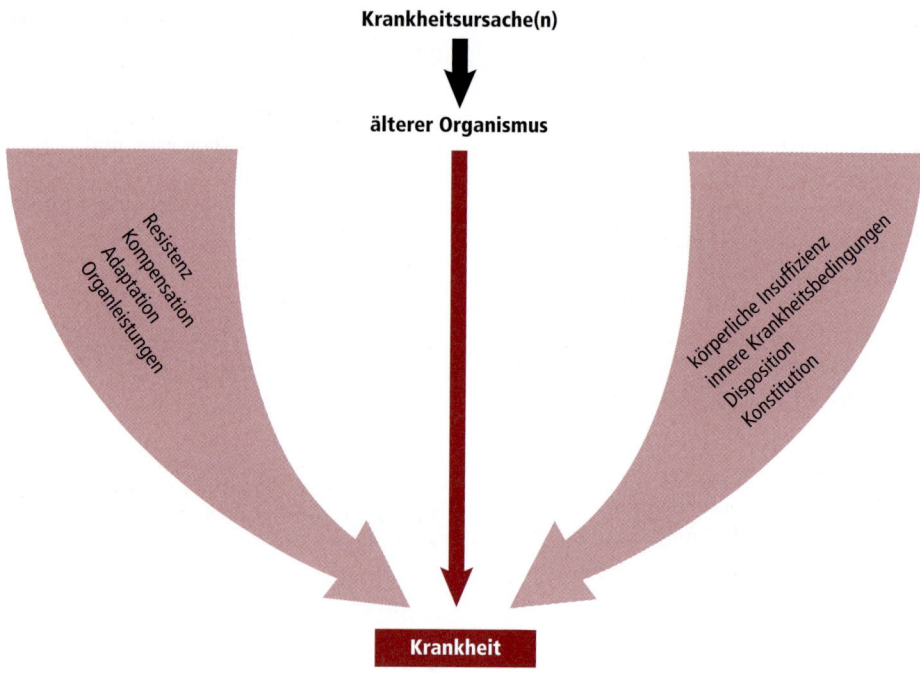

Abbildung 7-3: Möglichkeiten der Krankheitsentstehung im höheren Lebensalter

Morbiditätsgeschehen des höheren Lebensalters wird durch die eingeschränkte Adaptationsfähigkeit geprägt.

7.5
Ätiologie des Alterns

So ist das Altern zwar eines der am meisten verbreiteten Phänomene, trotzdem waren bis vor wenigen Jahren die Grundvorgänge, die bei dieser Erscheinung eine Rolle spielen, nahezu völlig unbekannt. (Quelle: Curtis, H.: Das Altern. Die biologischen Vorgänge, 2. Aufl., Fischer, Jena 1978)

Aus den bisher bekannten Grundvorgängen sind folgende Schlussfolgerungen möglich:

- Auf Grund experimenteller Untersuchungen ist bekannt, dass einzellige Lebewesen nahezu unsterblich sind. Wenn sich eine Zelle differenziert, um einen speziellen Teil des Organismus zu bilden und damit normalerweise nicht mehr zum undifferenzierten Ausgangspunkt zurückkehren kann, ist ihre Lebensfähigkeit begrenzt. Da sich der Mensch nach einem genetisch fixierten Programm aus den Keimzellen entwickelt, gehört das Altern zu den Phasen seines Lebens.

- In somatischen Zellen treten sehr viele Mutationen auf, die zu Störungen des Chromosomensatzes führen und damit die Veränderungen verursachen, die das Altern ausmachen.

- Es kann angenommen werden, dass eine differenzierte Zelle auf Grund ihrer Stoffwechselkapazität über eine gewisse Menge RNA verfügt, die sich allmählich verbraucht; damit führt das Altern zum Tod der Zelle.

Eine allgemein verbindliche Theorie des Alterns existiert gegenwärtig noch nicht.

7.6
Schlussfolgerungen

Obwohl gerade beim Altern viele Faktoren und Erscheinungen bisher ungeklärt sind, müssen einige Konsequenzen für die praktische Medizin gezogen werden:

- Altern ist ein der lebenden Materie innewohnender biologischer Prozess und nicht mit Krankheit gleichzusetzen.
- Alternsprozesse werden häufig von Krankheiten, insbesondere chronischen Krankheiten, begleitet und überdeckt.
- Die durch das Altern entstehenden strukturellen und funktionellen Veränderungen verlangen einen altersgerechten Normbegriff (Altersnorm).
- Der ältere Mensch benötigt eine spezielle medizinische Betreuung, die neben präventiven Aufgaben eine altersgerechte Therapie, Pflege und Nachsorge gewährleisten muss.

Lernkontrolle

Was verstehen Sie unter Altern?

Durch welche Maßnahmen könnte die durchschnittliche Lebenserwartung des Menschen weiter erhöht werden?

Welche morphologischen Veränderungen treten beim Altern auf?

Erläutern Sie die Begriffe Geriatrie und Gerontologie.

Erklären Sie den Zusammenhang zwischen Altern und Krankheit.

Warum benötigen Menschen im höheren Lebensalter eine besondere medizinische Betreuung?

8 Tod

8.1
Vom Wesen des Todes

Der Tod ist wie das Altern ein obligates Phänomen mehrzelliger Lebewesen.

D Der Tod ist die irreversible Beendigung aller Lebensvorgänge im Organismus.

Obwohl der Tod logischerweise den Abschluss von Alternsvorgängen darstellen müsste, tritt er gegenwärtig fast ausschließlich als Folge von Krankheiten auf.

Es ist zwischen **klinischem Tod** und **biologischem Tod** zu unterscheiden. Der klinische Tod tritt immer zuerst ein und ist durch einen Atem- und/oder Herzstillstand gekennzeichnet. Im klinischen Tod fehlen wesentliche Lebensäußerungen. Symptome des klinischen Todes sind:

- fehlende Atmung
- fehlende Herztöne
- Pulslosigkeit
- weite und starre Pupillen
- Bewusstlosigkeit und fehlende Motorik.

Der biologische Tod ist durch das Absterben der Körperzellen gekennzeichnet. Dabei sterben Zellen mit hohem Sauerstoff- und Nährstoffbedarf zuerst ab, die anderen Zellen folgen in zeitlich unterschiedlicher Reihenfolge. Von wesentlicher Bedeutung ist der Tod der Nervenzellen, da dadurch Steuer- und Regelmechanismen des Körpers zum Erliegen kommen.

Da der Zelltod nach dem klinischen Tod eintritt, ergibt sich daraus die Möglichkeit der Gewebe- oder Organentnahme für Transplantationen. Durch entsprechende Konservierungsverfahren können die entnommenen Gewebe über längere Zeit am Leben erhalten werden.

Bei den Todesursachen unterscheidet man unmittelbare und mittelbare. Unabhängig von der den Tod herbeiführenden Krankheit gibt es nur wenige unmittelbare Todesursachen, wie z. B.:

- Herzstillstand
- Atemstillstand
- zentraler Tod.

8.2
Rechtliche Fragen des Todes

Eine bundesweit einheitliche gesetzliche Regelung rechtlicher Fragen des Todes existiert nicht.

In der Verantwortung der einzelnen Bundesländer ist durch unterschiedliche Festlegungen verbindlich geregelt, dass jeder Verstorbene durch einen Arzt zu untersuchen ist und der Tod nur durch einen Arzt festgestellt und beurkundet werden kann.

Diese Untersuchung der Toten ist die äußere Leichenschau, die dazu dient, folgende Tatsachen festzustellen:

- den Tod des Individuums
- die Art des Todes, wobei zwischen natürlicher und nichtnatürlicher Todesart unterschieden wird. Ist eine eindeutige Todesart nicht zu ermitteln, wird von einer ungewissen (nicht aufgeklärten) Todesart gesprochen, die in gleicher Weise zu handhaben ist, wie die nichtnatürliche Todesart.
- der Zeitpunkt des Todes
- die zum Tode führende Krankheit.

Das Ergebnis dieser ärztlichen Untersuchungen ist zu dokumentieren, wobei die Form dieses Dokumentes von Bundesland zu Bundesland unterschiedlich ist.

Auf der Basis der dokumentierten äußeren ärztlichen Leichenschau erfolgt durch die zuständigen Behörden die Ausstellung des Totenscheins. Erst nach Vorliegen dieses Dokumentes kann die Bestattung erfolgen.

 Die äußere ärztliche Leichenschau ist gesetzliche Pflicht zur Feststellung des Todes eines Menschen.

In Deutschland besteht für jeden Verstorbenen eine gesetzliche Bestattungspflicht, wobei die Modalitäten in der Hoheit der Bundesländer liegen. Bei Totgeburten von 900 Gramm und mehr besteht ebenfalls Konsens über die gesetzliche Bestattungspflicht. Die Regelungen für Totgeborene mit einem Geburtsgewicht von weniger als 900 Gramm sind uneinheitlich, wobei sich die Auffassung durchzusetzen scheint, dass bei einem Geburtsgewicht von 500 Gramm und mehr Bestattungspflicht bestehen sollte.

Bezüglich der Rechtmäßigkeit der Durchführung der inneren Leichenschau besteht keine gesetzliche Regelung.

Durch Gesetz geregelt ist der Tatbestand, dass bei gerichtlichen Sektionen – das sind jene, die sich bei der Feststellung einer nichtnatürlichen Todesart ergeben – keine Möglichkeit des Widerspruchs besteht. Gleiches gilt für Sektionen, die auf der Grundlage des Seuchenschutzgesetzes angeordnet werden.

Für die klinischen Sektionen, die im Rahmen des Qualitätsmanagements und zur Klärung der Todesursache durchgeführt werden sollen, besteht in weiten Teilen unseres Landes die Zustimmungsregelung. Das bedeutet, eine klinische Sektion darf nur durchgeführt werden, wenn entweder der Verstorbene zu Lebzeiten ausdrücklich seine Zustimmung gegeben hat oder die nächsten Angehörigen nach dem Tode eine solche Zustimmung erteilen.

Lernkontrolle

Definieren Sie den Begriff Tod.

Worin unterscheiden sich klinischer und biologischer Tod?

Worin bestehen die Aufgaben der äußeren Leichenschau?

Wann darf ein Toter bestattet werden?

9 Molekularpathologie

9.1 Einleitende Bemerkungen

Das theoretische Fundament der allgemeinen und speziellen Krankheitslehre beruht nach wie vor auf der von Rudolf Virchow (1821 bis 1902) propagierten These, dass die Zelle der Sitz aller Krankheiten ist. Diese Feststellung gilt auch für das 21. Jahrhundert und damit für die moderne Medizin. Andererseits muss zur Kenntnis genommen werden, dass unser Wissen über den Feinbau der Zellen inzwischen eine andere Dimension erreicht hat als zu Virchows Zeiten.

Aus diesem Grunde ist es erforderlich, die neuen Fakten zur Zelle und die modernen Erkenntnisse über die molekularen Beziehungen in die theoretische Basis unseres Krankheitsverständnisses einzugliedern.

Deshalb bedarf es zum modernen Selbstverständnis der Krankheitslehre am Ende der konventionellen Darstellung der Pathologie auch eines Abschnitts «Molekularpathologie».

9.2 Zum Wesen der Molekularpathologie

D Molekularpathologie umfasst die Summe aller Methoden, mit deren Hilfe die Aufklärung der Qualität und Funktion von DNA und RNA möglich ist, um die spezifischen Eigenschaften der Gene innerhalb der Zelle zu erkennen.

Kommentar

Um dieses Ziel zu erreichen, sind folgende methodische Einzelschritte erforderlich:

- Freilegen bzw. Demaskieren der interessierenden Struktur
- Verbinden der freigelegten Struktur mit einem speziellen bzw. spezifischen Reaktionsprodukt
- Sichtbarmachen dieses Reaktionsproduktes
- Analysieren, Bewerten und diagnostisch-quantitatives Erfassen.

Gegenwärtig werden in der Molekularpathologie folgende Verfahren angewandt, um dieses Ziel zu erreichen:

- verschiedene Verfahren der Hybridisierung
- Polymerase-Kettenreaktion
- DNA-Sequenzanalyse
- Zytogenetik.

9.3 Krankheit und Molekularpathologie in der Zukunft

Gegenwärtig werden diagnostische, insbesondere aber therapeutische Entscheidungen durch Vergleich der Werte des Patienten mit den aktuell gültigen Normwerten getroffen. Da Normwerte immer nur Mittelwerte darstellen können, sind die Möglichkeiten, individuelle Aspekte der Krankheit des Patienten zu berücksichtigen, eingeschränkt.

Die Molekularpathologie wird durch Gewinnung genetischer Informationen entscheidend den individuellen Aspekt der Bewertung von Krankheiten verbessern. Auf dieser Basis ist es auch möglich, die Therapie individuell zu gestalten. So wird nicht nur die Diagnose «Mammakarzinom» gestellt, sondern es wird möglich, spezifische Aspekte des Karzinoms und die spezielle Situation der Patientin darzustellen und bei der diagnostischen und therapeutischen Entscheidung zu berücksichtigen.

Gegenwärtig bestehen folgende Hauptanwendungsgebiete:

- Nachweis DNA-haltiger Erreger, insbesondere Viren
- Diagnostik von Erbkrankheiten durch Nachweis struktureller DNA-Veränderungen
- in der Tumordiagnostik durch Nachweis tumorspezifischer genetischer Veränderungen
- Einsatz in der Tumorprognose.

Lernkontrolle

Definieren Sie die Zielfunktion der Molekularpathologie.

Nennen Sie spezielle Arbeitsmethoden der Molekularpathologie.

Definieren Sie den Begriff «Gen».

10 Glossar

Adaptation Eigenschaft des Organismus, seine Stabilität gegenüber Veränderungen der Umwelt des Menschen durch strukturelle Anpassungsvorgänge zu bewahren

Allergie angeborene oder erworbene Änderung der Immunreaktion, die beim zweiten Kontakt mit einem Antigen zu einer pathologischen Immunantwort führen kann

Alterative Phase durch entzündungserregende Reize bedingte Veränderungen des biochemischen Milieus des Histions

Altern Folge von Funktionsverlusten der Organe durch Veränderungen in den Zellen. Altern ist aber auch die wahrnehmbare Verminderung der physischen und psychischen Leistungsfähigkeit, die sich in Gestalt, Aussehen und Verhalten äußert. Altern ist ein sich ständig vollziehender Prozess, während Alter durch einen jeweils definierten Zustand gekennzeichnet ist. Altern ist ein biologisches Grundphänomen und nicht Ausdruck und Ergebnis krankhafter Prozesse. Unter Altern versteht man die Summe jener Veränderungen der Struktur und Funktion, die nach dem Abschluss von Wachstum und Differenzierung beginnen und mit dem Tod enden.

Anaplasie bei der Geschwulstentstehung auftretende morphologische und funktionelle Abweichung der Geschwulstzellen vom Normalgewebe

Antigene Stoffe, die eine immunologische Reaktion auslösen

Antikörper auch Immunglobuline genannt; Eiweißkörper, die unter dem Einfluss der Antigene entstehen und mit ihnen spezifisch reagieren

Apoplexia cerebri plötzlicher, spontaner Funktionsausfall von Regionen des Groß- und/oder Kleinhirns

Apoptose morphologisches Äquivalent des programmierten Zelltodes

Arteriosklerose chronische, mit Verhärtung und Verdickung einhergehende, fortschreitende Erkrankung der Intima der Arterien

Ätiologie Lehre von den Krankheitsursachen

Atmung, zelluläre biologische Oxidation in der Zelle, bei der Sauerstoff und Substrate in chemische Energie umgewandelt werden

Atrophie Verkleinerung von Zellen und/oder Organen auf Grund von Ernährungsstörungen, wobei die betroffenen Zellen und/oder Organe eine normale Entwicklung durchlaufen haben

Blutung → Hämorrhagie

Calor umschriebene Erwärmung im Bereich der Wirkung des entzündungserregenden Reizes

Diagnose Erkennung und Benennung einer Krankheit

Disposition alle inneren Faktoren, die Voraussetzung für das Wirksamwerden äußerer Krankheitsursachen sind

Embolie vollständiger oder teilweiser Verschluss eines Blutgefäßes durch feste, flüssige oder gasförmige Stoffe, die mit dem Blutstrom transportiert werden und sich im Blut nicht lösen

Entwicklungsstörungen angeborene Veränderungen der Form und/oder der Funktion einzelner Zellen, Gewebe oder Organe, die auf Grund einer gestörten embryonalen Entwicklung zu Stande gekommen sind und außerhalb der normalen Variationsbreite der Spezies (Art) liegen. Entwicklungsstörungen entstehen phasen- und ursachenspezifisch.

Entzündung nach Einwirkung exogener oder endogener entzündungserregender Reize am → Histion ablaufende Reaktion. Es handelt sich um ein komplexes Geschehen in bestimmter Reihenfolge. Im Einzelnen geht es dabei um Veränderungen im Sinne einer → alterativen Phase, Durchblutungsstörungen mit → Exsudation und Infiltration sowie proliferativen und resorptiv-phagozytären Vorgängen.

Exsudation bevorzugter Austritt von ungeformten Blutbestandteilen (Plasma, Fibrin, deshalb Dichte über 1015) aus der Blutbahn

Fehlbildungen → Entwicklungsstörungen

Fieber erhöhte Körpertemperatur infolge einer Sollwertverstellung der Temperaturregulation

Geschwülste örtliche, irreversible und autonome Wachstumsexzesse körpereigener Zellen, die sich zum Organismus parasitär verhalten

Gesundheit Zustand des vollständigen körperlichen, geistigen und sozialen Wohlbefindens und nicht nur das Freiseins von Krankheit und Gebrechen

Glomus caroticum kugelige bzw. spezifische Zellgruppe an der Teilungsstelle der Arteria carotis communis

Graft-versus-Host-Reaktion Immunkompetente Zellen (T-Zellen) aus dem Spenderorgan lösen im Empfängerorganismus an vielen Stellen zytotoxische Reaktionen aus, die insbesondere Epithelzellen der Haut, der Darmschleimhaut und der Leber vernichten und so ein gefährliches Multiorganversagen hervorrufen.

Granulom speziell aufgebautes Granulationsgewebe

Hämorrhagie Austritt von Blut in seiner vollen Zusammensetzung aus Blutgefäßen oder aus dem Herzen

Herzinsuffizienz Unfähigkeit des Myokards, die zur Aufrechterhaltung der Kreislauffunktion notwendige Druck-Volumen-Arbeit zu leisten

Histion spezielle Gewebseinheit, bestehend aus Gefäßen und umgebendem Bindegewebe

Hyperämie örtliche Kreislaufstörung, gekennzeichnet durch erhöhten Blutgehalt im Gewebe, Organ oder Organteil

Hyperplasie durch Vermehrung der Anzahl von Einzelzellen bedingte Volumenzunahme eines Organs

Hypertonie zweitweise oder ständige Erhöhung des systolischen und/oder diastolischen Blutdrucks über den Normwert

Hypertrophie durch Vergrößerung von Einzelzellen bedingte Volumenzunahme eines Organs

Hypoplasie infolge einer gestörten Entwicklung zu kleines Organ

Hypotonie zeitweilige oder ständige Senkung des systolischen und/oder diastolischen Blutdrucks unter den Normwert

Hypoxämie verminderter Sauerstoffgehalt des Blutes

Hypoxidose intrazelluläre Sauerstoffverwertungsstörung

Hypoxie Sauerstoffmangel der Zelle

Immunphänomene, pathogene Veränderungen, die statt der protektiven Wirkung zum Schutz und zum Erhalt der Individualität pathologische immunologische Reaktionen auslösen

Immunphänomene, protektive Summe aller Maßnahmen, die der Erhaltung und dem Schutz der Individualität eines Lebewesens dienen

Infarkt ischämisch bedingte Nekrose

Infektiosität die Fähigkeit von Mikroparasiten, in den Organismus einzudringen und sich trotz natürlicher Abwehrkräfte in ihm zu vermehren

Infiltration meist örtlich begrenzte Einlagerung von Blutzellen (Granulozyten, Lymphozyten, Makrophagen, Erythrozyten) zwischen Parenchymzellen oder in das bindegewebige Interstitium

Inflammatio → Entzündung

Ischämie örtliche Kreislaufstörung, gekennzeichnet durch verminderten Blutgehalt im Gewebe, Organ oder einem Organteil. Ischämie führt immer zu Nekrose

Kachexie Hinfälligkeit infolge hochgradiger Körpermassenverminderung

Kompensation Ausgleich einer Störgröße mit Hilfe anderer Regelsysteme. Unter Einschränkung der Regelbreite wird die Stabilität des betroffenen Systems erhalten.

Konstitution Gesamtheit der körperlichen Eigenschaften, die das besondere Verhalten gegenüber äußeren Einflüssen bestimmen

Krankheit prozesshaft gestörtes Leben, geht mit strukturellen und funktionellen Atypien einher. Krankheit bedeutet ein Missverhältnis zwischen den ständig wechselnden Umweltbedingungen und der Anpassungsfähigkeit des Organismus

Krankheitsbedingungen, innere Veränderungen des inneren Gleichgewichts des Organismus, die eine notwendige Voraussetzung für das Wirksamwerden von Krankheitsursachen sind

Kreislaufstörungen, örtliche Störungen des Blutgehalts der Gewebe, Organteile oder Organe

Metastasierung Entwicklung von Tochtergeschwülsten nach Verschleppung von Zellen der Primärgeschwulst an eine andere Stelle im Organismus

Molekularpathologie Summe aller Methoden, mit deren Hilfe die Aufklärung der Qualität und Funktion von DNA und RNA möglich ist, um die spezifischen Eigenschaften der Gene innerhalb der Zelle zu erkennen

Nekrose morphologisches Äquivalent des provozierten Zell- und Gewebstodes

Ödem vermehrte Flüssigkeitsansammlung im extrakapillären Raum

Pathogenese Lehre von der Entstehungsweise der Krankheiten

Prästase stark verlangsamte Blutströmung in der terminalen Strombahn

Proliferation geregelte Vermehrung mesenchymaler Zellen

Pyrogene Polypeptide, die – in kleinsten Mengen von außen zugeführt (Bakterien) oder/und endogen entstanden – eine erhöhte Körpertemperatur auslösen

Reaktionen, zytotoxische → Graft-versus-Host-Reaktion

Regeneration Ersatz verloren gegangener, entfernter, abgestorbener oder funktionsuntüchtiger Körpersubstanzen durch den Organismus

Regeneration, pathologische Gewebsersatz bei gestörter Proliferationskinetik

Regeneration, physiologische Ersatz von Körpersubstanz nach physiologischem Zellverschleiß

Regeneration, reparative Ersatz von Körpersubstanz nach pathologischen Gewebs- und Zellverlusten

Rejektion, akute erstmalige, meist T-zellvermittelte Immunreaktion innerhalb der ersten Tage nach einer Transplantation; zellgebundene Immunreaktion vom Typ IV

Rejektion, chronische schleichend auftretender immunologischer Prozess, der sich an den Blutgefäßen, insbesondere der terminalen Strombahn, abspielt und die Entstehung einer Transplantatvaskulopathie bewirkt

Rejektion, hyperakute irreversible Schädigung des Allotransplantats unmittelbar nach Herstellung der Blutgefäßverbindung; führt in jedem Fall zum Verlust des Spenderorgans

Rejektionen unterschiedlich strukturierte und zu unterschiedlichen Zeiten auftretende pathogene Immunphänomene

Resistenz Summe aller phylogenetisch erworbenen unspezifischen Maßnahmen der Abwehr

Rubor umschriebene Rötung infolge der Wirkung entzündungserregender Reize

Schmerz unangenehmes Sinnes- und Gefühlserlebnis, das mit aktueller und potenzieller Gewebsschädigung verknüpft ist oder mit den Begriffen einer solchen Schädigung beschrieben wird

Schock durch allgemeine und örtliche Kreislaufstörungen bedingter dynamischer Zustand, gekennzeichnet durch Minderung des Stromzeitvolumens mit nachfolgenden Stoffwechselstörungen

Stase Blutstillstand in der terminalen Strombahn und Entmischung der Blutbestandteile

Terminationspunkt, teratogenetischer spätester Zeitpunkt, bis zu dem ein schädigender Reiz eingewirkt haben muss, um eine bestimmte Fehlbildung auslösen zu können

Thrombose intravasale und intravitale Blutverfestigung

Thrombus intravital in den Blutgefäßen oder im Herzen entstandenes, fibrinhaltiges Thrombozytenaggregat

Tod irreversible Beendigung aller Lebensvorgänge im Organismus

Toxizität Ausmaß der Giftigkeit und damit der schädigenden Eigenschaften oder Wirkungen von chemischen Substanzen oder Mikroorganismen; sie ist von der Dosis abhängig

Transplantation Übertragung von aus ihrer natürlichen Umgebung entfernten lebenden Organen, Organteilen und Geweben an eine andere Stelle im Organismus oder in einen fremden Organismus

Virulenz Gesamtheit pathogener Eigenschaften von Krankheitserregern

Vitalität Ausmaß der Lebensfähigkeit von Mikroparasiten

Wachstum, reguliertes biologisches Ausbildung und Aufrechterhaltung eines konstanten Formgebildes (z. B. Organismus, Organe oder Zelle)

Zelltod Unfähigkeit der Zelle, ihre normale Funktion in normaler Umgebung bei normaler Regulation aufrechtzuerhalten

Herausgeber- und Mitarbeiterverzeichnis

Herausgeber

Rudolf Meyer, Prof. Dr. med.
Deutsches Herzzentrum Berlin
Augustenburger Platz 1
DE-13 353 Berlin
E-Mail: meyer@dhzb.de

Mitarbeiter

Knut Wenzelides, Dr. med.
Klinikum Frankfurt/Oder

Gerd Freitag, Studiendirektor
Dipl. Med. Päd.
Greifswald

Lutz Gießler, Fachschuldozent
Dipl. Med. Päd.
Eisenhüttenstadt

Sachwortverzeichnis